艾滋病及其相关疾病诊疗图谱

主 审

康来仪　潘孝彰　翁心华

主 编

卢洪洲　沈银忠

副主编

张仁芳　刘　莉　施裕新　冯艳玲

上海科学技术出版社

图书在版编目(CIP)数据

艾滋病及其相关疾病诊疗图谱 / 卢洪洲,沈银忠主编. —上海:上海科学技术出版社,2019.6
ISBN 978 - 7 - 5478 - 4349 - 9

Ⅰ.①艾… Ⅱ.①卢…②沈… Ⅲ.①获得性免疫缺陷综合征—诊疗—图谱 Ⅳ.①R512.91 - 64

中国版本图书馆 CIP 数据核字(2019)第 024613 号

艾滋病及其相关疾病诊疗图谱
主编 卢洪洲 沈银忠

上海世纪出版(集团)有限公司
上海 科 学 技 术 出 版 社　出版、发行
(上海钦州南路 71 号　邮政编码 200235　www.sstp.cn)
上海锦佳印刷有限公司印刷
开本 787×1092　1/16　印张 12　插页 4
字数:205 千字
2019 年 6 月第 1 版　2019 年 6 月第 1 次印刷
ISBN 978 - 7 - 5478 - 4349 - 9/R・1793
定价:98.00 元

内容提要

本书是上海市公共卫生临床中心卢洪洲教授等继《艾滋病及其相关疾病诊疗常规》《艾滋病及其相关疾病临床路径》后，推出的又一部艾滋病及其相关疾病诊疗类图书。

全书共十六章。第一章介绍艾滋病诊疗概况，第二章至第十章介绍常见相关疾病，包括呼吸系统疾病、神经系统疾病、皮肤病变及性病、口腔和消化系统疾病、眼病、血液系统病变、淋巴系统病变，以及抗艾滋病药物所致皮肤和代谢改变（药物性皮疹、脂肪重新分布、皮肤色素沉着等）、其他相关疾病等的诊疗状况。各章分别介绍相关疾病的临床表现、列举实例图片，并附患者病史资料，最后对病例进行讨论和总结分析。第十一章至第十六章还对艾滋病职业防护和个人防护图解、艾滋病病毒相关术语、常见艾滋病相关疾病的影像学表现、艾滋病相关机会性感染病原体图谱、艾滋病相关机会性感染和肿瘤病理图谱进行专门介绍。

全书共525幅图片，内容直观，图文并茂，便于读者较快认识艾滋病及其相关疾病的临床表现，掌握诊断要点，对临床诊治工作大有裨益。适合性病艾滋病防治科、感染科和相关科室医务人员参阅使用，也可供医学院校相关专业师生阅读参考。

主编简介

卢洪洲(1966—)，主任医师、二级教授、内科学博士、留美博士后、内科学博士生导师、护理学博士生导师。享受国务院政府特殊津贴、入选国家百千万人才工程、"有突出贡献中青年专家"。现任上海市(复旦大学附属)公共卫生临床中心党委书记、复旦大学附属华山医院院长助理。曾任复旦大学附属华山医院感染病科副主任、复旦大学附属眼耳鼻喉科医院院长助理、上海市(复旦大学附属)公共卫生临床中心副主任兼感染科主任。

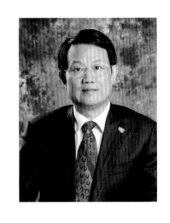

卢洪洲教授兼任世界卫生组织新发传染病临床诊治、培训、研究合作中心共同主任，世界卫生组织临床专家组专家，国家卫生健康委疾病预防控制专家委员会委员，国家卫生健康委艾滋病、(禽)流感、埃博拉出血热、黄热病、寨卡病毒病、感染病质量控制中心专家组成员，中国性病艾滋病防治协会学术委员会副主任委员兼结核学组组长，中华医学会热带病与寄生虫病学分会主任委员兼艾滋病学组组长，中华医学会感染病学分会艾滋病专业学组副组长，中国中西医结合学会传染病专业委员会副主任委员，中国医师协会感染科医师分会常委，全国艾滋病临床试验联盟召集人，国家抗艾滋病病毒药物工程技术研究中心委员，长江三角洲艾滋病诊治协作网召集人，上海市医学会感染病专科分会候任主任委员，上海市医师协会感染科医师分会副主任委员，上海市微生物学会医学真菌专业委员会副主任委员，上海市新发与再现传染病研究所副所长，上海市艾滋病诊疗中心主任，上海市艾滋病治疗专家组组长，上海市艾滋病性病防治协会副秘书长，国际艾滋病学会会员，美国感染病与艾滋病学会会员，《AIDS(中文版)》杂志主编，《中国真菌学杂志》《中华临床感染病杂志》《新发传染病》等6本杂志副主编，《Infection International》《中华传染病杂志》《中国艾滋病性病》等十余本杂志的编委，《The Lancet》等英文期刊审稿人。

先后承担国内外各类重大专项、省部级课题等30余项，累计科研经费9 000余万元。以第一作者或通讯作者在国内外发表各类论文400余篇，其中在SCI引用杂志发表论著100余篇，主编专业参考书12部。已获国家科学技术特等奖等省部级科技成果奖9项、专利4项。入选全国道德模范与身边好人(中国好医生)、科学中国人(2016)年度人物、最美援外医生、上海市医学领军人才，先后荣获全国医药卫生系统先进个人、上海市五一劳动奖章、上海市卫生系统"银蛇奖"、美国肝病学会亚太肝病学会奖、艾滋病国际倡导联盟"精忠奖"。

主要研究方向:感染性疾病的诊治与发病机制研究。承担中国疾病预防控制中心省级艾滋病师资培训班、两项国家级继续教育项目。参加复旦大学、同济大学、温州大学的教学工作。业务擅长:发热待查;抗菌药物合理应用;中枢神经系统感染、呼吸系统感染;结核、肝炎、艾滋病、寄生虫等感染性疾病的诊治。

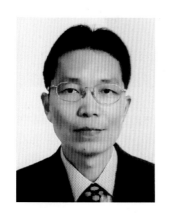

沈银忠(1974—),男,复旦大学内科学(传染病学)博士,副主任医师,副教授,硕士研究生导师。

兼任中华医学会热带病与寄生虫病学分会委员、艾滋病学组副组长兼秘书,中华医学会感染病学分会艾滋病专业学组委员兼秘书、细菌与真菌学组委员,上海市医学会感染病专科分会委员兼秘书,上海市医师协会感染科医师分会委员,上海市药学会抗生素专业委员会委员,上海市药学会药物治疗专业委员会委员,中国性病艾滋病防治协会学术委员会委员兼副秘书长、结核病学组副组长,上海市性病艾滋病防治协会第四届理事会副秘书长,海峡两岸医药卫生交流协会第一届精准感染病学专业委员会委员,第五届上海市医学会医疗事故技术鉴定专家,上海市艾滋病治疗专家组专家。

先后承担国家“十三五”科技重大专项子课题1项、上海市科委课题2项、上海市卫生健康委科研项目2项。先后于2014年2月至4月和2016年7月至11月两次应邀在世界卫生组织总部(日内瓦)工作。以第一作者发表科研论文50余篇,其中SCI论文17篇;参编专业书籍21部(其中作为副主编参编5部)。担任《微生物与感染》《中国艾滋病性病》《中国抗生素杂志》《内科理论与实践》《上海医药》《AIDS中文版》编委,《中华医学杂志英文版》通信编委以及《中国临床药学杂志》《Medicine》《PLoS One》等杂志审稿人。先后荣获国家级、省部级各类奖项7项。入选2013年度上海市金山区拔尖人才,2014年9月入选为金山区卫生计生系统第八周期优秀人才计划(学科带头人B类计划),荣获2018年度复旦大学“优秀医院管理工作者”称号。

主要研究方向:感染性疾病的临床诊治和基础研究工作。业务擅长:艾滋病、侵袭性真菌感染、结核分枝杆菌感染、重症流感的诊治;抗感染药物的合理使用;细菌耐药机制研究;临床研究设计等。

前　言

　　自从1981年美国临床医师发现并报告了首例艾滋病以来,人类与艾滋病的斗争一刻也没有停歇过。人类在艾滋病的病原特性、传播规律、临床诊治和预防研究等方面均取得了重大进展,高效抗逆转录病毒治疗(HAART)的出现和广泛应用更是把艾滋病从一种致死性疾病变成了一种慢性疾病。但是,我们必须面对的事实是:艾滋病仍是当前威胁人类健康的主要公共卫生问题之一,艾滋病仍是重要的致死原因之一。其中重要原因就是:临床医师,尤其是综合医院的医师,缺乏对艾滋病及其相关机会性感染与肿瘤的认识,诊治能力欠缺,临床上误诊、漏诊情况多见。因此,提升临床医师对艾滋病及其相关疾病的诊治能力是当务之急,这需要加强对临床医师有关艾滋病诊治思维和技能的培训。教材为培训之本,选择合适的培训教材至关重要。目前国内用于艾滋病诊治培训的教材多用传统的方法呈现,以纯理论传授为主,临床可操作性和实用性较差。

　　有鉴于此,我们组织长期从事艾滋病诊治工作的临床一线资深医师们编写了这部《艾滋病及其相关疾病诊疗图谱》,用一个个临床真实病例及其处理过程来呈现、还原临床医师决策过程,用典型图片来展示疾病的特点,并配以疾病相关背景知识介绍和疾病诊治经验总结。这种知识的呈现方式符合临床医师的思维习惯,有助于培养临床医师诊治艾滋病及相关疾病的思维能力,从而可大大提升临床医师接受培训后的实践能力和临床综合能力。

　　全书共分16章,约15万字,525幅图片,按照艾滋病及其相关疾病的系统分布来进行编排,重点讲述了呼吸系统疾病、神经系统疾病、皮肤病变与性病、口腔和消化系统疾病、眼部疾病、血液系统疾病、淋巴系统疾病、药物所致皮肤和代谢改变及其他疾病的诊治等。本书还专门邀请放射科医师、病理科医师和检验科医师撰写相关内容,多层面、多角度来呈现和阐明艾滋病及其相关疾病的特点,便于读者深入学习和掌握。

　　上海市(复旦大学附属)公共卫生临床中心是上海市唯一一家定点收治艾滋病患者的医院,目前该院在艾滋病及其相关疾病的诊治方面积累了丰富经验。基于其丰富的临床病例资源和诊治经验,我们组织编写了艾滋病及其相关疾病诊治系列丛书。前期我们已经出版了《艾滋病及其相关疾病诊疗常规》和《艾滋病及其相关疾病临床路径》两本专业书籍,深受广大读者的欢迎,这部图谱就是该系列的后续之作。相信这部图谱的出版,将有助于临床医师全面掌握艾滋病及其相关疾病的诊治规范,从而提高临床医师的艾滋病及其相关疾病诊治能力,为我国艾滋病的防控做出贡献。

　　本书特地邀请了三位审阅专家,分别是复旦大学附属华山医院的潘孝彰教授和翁心华教授、上海市疾病预防控制中心的康来仪教授,三位教授均为我国感染性疾病防治领域的顶尖专家,拥有丰富的感染性疾病诊治经验。在此,向他们表示诚挚的谢意!

　　因学识和时间关系,书中难免有遗漏和不足之处,恳请读者同道给予批评指正。

2019 年 1 月

目　录

第一章

艾滋病诊疗概况

艾滋病(AIDS,获得性免疫缺陷综合征的简称),是由人免疫缺陷病毒(HIV,也称艾滋病病毒)引起的一种以免疫缺陷为主要表现的传染病。HIV 特异性地侵犯 CD4$^+$ T 细胞,使 CD4$^+$ T 细胞数量进行性减少,最终导致以细胞免疫功能缺陷为主的免疫功能异常。人类于 1981 年首次报道了艾滋病临床病例,1982 年定名为艾滋病,1983 年发现其病原体。机体感染 HIV 后经过急性感染期、无症状期和艾滋病期三个阶段,艾滋病期患者在临床上主要表现为机会性感染、肿瘤以及 HIV 本身所引起的各种病变。艾滋病是目前威胁人类健康的主要公共卫生问题之一。

第一节 病 原 学

HIV 由法国巴斯德研究所于 1983 年发现,1986 年国际病毒分类委员会统一命名为 HIV。HIV 是单链 RNA 病毒,属于逆转录病毒科慢病毒属中的人类慢病毒组,为直径 100~120 nm 球形颗粒,由核心和包膜两部分组成。核心包括两条单股 RNA 链、核心结构蛋白和病毒复制所必需的酶类,含有逆转录酶(RT,P51/P66)、整合酶(INT,P32)和蛋白酶(P1、P10)。核心外面为病毒衣壳蛋白(P24、P17)。病毒的最外层为包膜,其中嵌有 gp120(外膜糖蛋白)和 gp41(跨膜糖蛋白)两种糖蛋白。gp120 的下端与贯穿病毒包膜的跨膜蛋白 gp41 相连接,gp120 在分子构型上有一个小凹陷是与 CD4$^+$ T 细胞分子结合的部位。gp41 协助 HIV 进入宿主细胞。

HIV 基因全长约 9.8 kb,含有 gag、pol、env 3 个结构基因、2 个调节基因(Tat 反式激活因子、Rev 毒粒蛋白表达调节子)和 4 个辅助基因(Nef 负调控因子、Vpr 病毒 R 蛋白、Vpu 病毒 U 蛋白和 Vif 毒粒感染性因子)。

HIV 是一种变异性很强的病毒,各基因的变异程度不同,env 基因变异率最高。HIV 发生变异的主要原因包括:逆转录酶无校对功能导致的随机变异;宿主的免疫选择压力;不同病毒 DNA 之间、病毒 DNA 与宿主 DNA 之间的基因重组;以及药物选择压力,其中不规范的抗病毒治疗是导致出现耐药性的重要原因。

根据 HIV 基因差异,分为 HIV-1 型和 HIV-2 型,两型间氨基酸序列的同源性达

40%～60%。目前全球流行的主要是 HIV-1。HIV-1 可进一步分为不同的亚型,包括 M 亚型组(主要亚型组)、O 亚型组和 N 亚型组,其中 M 组有 A、B、C、D、E、F、G、H、I、J、K 11 个亚型。此外,近年来发现多个流行重组型。HIV-2 的生物学特性与 HIV-1 相似,但其传染性较低,引起的艾滋病临床进展较慢,症状较轻。HIV-2 型至少有 A、B、C、D、E、F、G 7 个亚型。

我国以 HIV-1 为主要流行株,已发现的有 A、B(欧美 B)、B'(泰国 B)、C、D、E、F 和 G 8 个亚型,还有不同流行重组型。1999 年起在部分地区发现并证实我国有少数 HIV-2 型感染者。

HIV 需借助于易感细胞表面的受体进入细胞,包括第一受体(CD4,主要受体)和第二受体(CCR5 和 CXCR4 等辅助受体)。根据 HIV 对辅助受体利用的特性将 HIV 分为 X4 和 R5 毒株。R5 型病毒通常只利用 CCR5 受体,而 X4 型病毒常同时利用 CXCR4、CCR5 和 CCR3 受体,有时还利用 CCR2b 受体。HIV 既有嗜淋巴细胞性又有嗜神经性,主要感染 $CD4^+T$ 细胞,也能感染单核-巨噬细胞、B 细胞和小神经胶质细胞、骨髓干细胞等。HIV 侵入人体数周至 6 个月后产生抗-HIV,但此抗体不是中和抗体,提示已被 HIV 感染,因为血清中同时存在抗-HIV,和病毒血清一样均有传染性。

HIV 在外界环境中的生存能力较弱,对物理因素和化学因素的抵抗力较低。因此,对 HBV(乙型肝炎病毒)有效的消毒和灭活方法均适用于 HIV。除此之外,75％的乙醇(酒精)也可灭活 HIV,但紫外线或 γ 射线不能灭活 HIV。HIV 对热很敏感,对低温耐受性强于高温。56 ℃处理 30 分钟可使 HIV 在体外对人的 T 细胞失去感染性,但不能完全灭活血清中的 HIV;100 ℃ 20 分钟可将 HIV 完全灭活。

第二节　流 行 病 学

自 1981 年报告首例艾滋病以来,目前已有 180 多个国家发生本病。据世界卫生组织(WHO)报告,截至 2016 年底,全球估计 HIV 感染者和 AIDS 患者共 3 670 万人,其中 2016 年估计 180 万人新感染了 HIV。截至 2018 年 9 月底,我国报告存活艾滋病病毒感染者和艾滋病患者 85 万例。从传播途径来看,性传播是当前主要传播途径。目前,我国艾滋病疫情呈现 4 个方面的特点:一是艾滋病疫情上升幅度进一步降低,艾滋病综合防治效果开始显现;二是性传播持续成为主要传播途径,同性间的传播上升速度明显;三是全国艾滋病总体呈低流行态势,部分地区疫情严重;四是全国艾滋病影响人群增多,流行模式多样化。我国艾滋病总体疫情仍处于低流行水平,但是中国地域广阔、人口众多,经济发展不平衡,特定人群和部分重点地区出现高流行态势,艾滋病疫情正在从高危人群向一般人群扩散,艾滋病流行的危险因素广泛存在,防治形势依然严峻。

HIV 传播需要接触包含游离的病毒或者被感染细胞的体液,尤其是血液、精液、阴道分泌物、母乳或者伤口、皮肤和黏膜损伤的渗出物。病毒载量越高,越容易造成传播。日常生活和工作接触,包括握手、拥抱、共用办公用具、共用马桶圈、卧具、浴池等,不会传播 AIDS。接吻、共同进餐、咳嗽或打喷嚏等也不会传播。蚊子不是 HIV 的适宜宿主,HIV 在蚊子体内不繁殖,蚊虫叮咬不会传播。

HIV 感染者和艾滋病患者是本病的唯一传染源。患者的传染性最强,无症状感染者在流行病学上意义更大。病毒主要存在于血液、精液、子宫和阴道分泌物中,乳汁、唾液、泪水等均可能检出病毒。世界公认的艾滋病的传播途径只有性传播、血液传播及母婴传播三种途径。人群对 HIV 普遍易感,各个年龄均可感染,但同性恋和性乱者、静脉毒瘾者、血友病患者,接受可疑血、血制品或器官移植者,13 岁以下儿童其双亲或双亲之一是 HIV 感染者,受感染的风险比较大,属高危人群,发病年龄主要为 40 岁以下的青壮年。

第三节　发病机制和病理

一、发病机制

HIV 对 CD4$^+$T 细胞(包括淋巴细胞、单核细胞及巨噬细胞等)有特殊的亲嗜性。根据 HIV 株对不同类型细胞的亲嗜性,可将之分为嗜 T 细胞毒株(X4 型)、嗜巨噬细胞毒株(R5 型)和双嗜性毒株(X4R5 型)。R5 型病毒通常只利用 CCR5 受体,而 X4 型和 X4R5 型病毒常常同时利用 CXCR4、CCR5 和 CCR3 受体,有时还利用 CCR2b 受体作为辅助受体。

1. HIV 进入细胞和复制的过程

HIV 需借助于易感细胞表面的受体进入细胞,包括第一受体(CD4)和第二受体。HIV-1 的外膜糖蛋白 gp120 首先与第一受体结合,然后 gp120 再与第二受体结合,gp120 构象改变,与 gp41 分离,最终导致 HIV 与宿主细胞膜融合进入细胞。HIV 进入人体后,在 24～48 小时到达局部淋巴结,5 天左右在外周血中可以检测到病毒成分,继而产生病毒血症,导致急性感染。

HIV-1 感染人体后,选择性地吸附于靶细胞的 CD4 受体上,在辅助受体的帮助下进入宿主细胞。病毒 RNA 在逆转录酶作用下,形成 cDNA,在 DNA 聚合酶作用下形成双股 DNA。在整合酶的作用下,新形成的非共价结合的双股 DNA 整合入宿主细胞染色体 DNA 中,这种整合的双股 DNA 即前病毒。前病毒被活化而进行自身转录时,病毒 DNA 转录形成 RNA,一些 RNA 经加帽加尾成为病毒的子代基因组 RNA;另一些 RNA 经拼接成病毒 mRNA,在细胞核蛋白体上转译成病毒的结构蛋白和非结构蛋白,合成的病毒蛋白在内质网核糖体进行糖化和加工,在蛋白酶作用下裂解,产生子代病毒的蛋白和酶类。Gag 蛋白与病毒 RNA 结合装配成核壳体,通过芽生从胞浆膜释放时获得病毒体的包膜,形成成熟的病毒颗粒。

由于机体的免疫系统不能完全清除病毒,形成慢性感染,在临床上可表现为典型进展者、快速进展者和长期不进展者三种转归。影响 HIV 感染临床转归的主要因素有病毒、宿主免疫和遗传背景等。

2. CD4$^+$T 细胞受损伤的方式

(1) 直接损伤:HIV 在细胞内大量复制,导致细胞溶解或破裂。

（2）间接损伤：受感染的 CD4$^+$T 细胞中的 HIV 的 *env* 基因编码 gp120 和 gp41,使受染的细胞表面有 gp120 表达,后者可与邻近未受感染的 CD4$^+$T 细胞结合,形成融合细胞使细胞膜通透性改变,细胞发生溶解破坏。

（3）骨髓干细胞受损：HIV 可以感染破坏干细胞,使 CD4$^+$T 细胞产生减少。

（4）免疫损伤：血液中游离的 gp120 可以与 CD4$^+$T 细胞结合,使之成为靶细胞而被免疫细胞攻击。

3. HIV 对单核-巨噬细胞、B 细胞、自然杀伤细胞的影响

HIV 可以感染并破坏单核-巨噬细胞系统。巨噬细胞具有抗 HIV 感染所致的细胞病变作用,但随着病毒不断复制,巨噬细胞功能出现异常,处理抗原的能力减弱,使机体对抗 HIV 感染和其他病原体感染的能力降低。B 细胞有低水平 CD4 分子的表达,但还不能确定是否有 CCR5、CXCR4 等辅助受体的存在,因此 HIV 是否能直接攻击 B 细胞尚有争论,但 HIV 感染者 B 细胞功能异常是肯定的。随着 CD4$^+$T 细胞的功能异常,B 细胞的数量及功能也发生改变。自然杀伤细胞(NK 细胞)具有免疫监督功能、有抗感染和肿瘤的作用,HIV 感染者和 AIDS 患者 NK 细胞计数虽然正常,但功能缺陷,失去监视病原感染和细胞突变的功能。

4. 免疫病理

（1）CD4$^+$T 细胞数量减少：HIV 急性感染期以 CD4$^+$T 细胞数量短期内一过性迅速减少为特点,大多数感染者未经特殊治疗,CD4$^+$T 细胞计数可自行恢复至正常水平或接近正常水平;无症状期以 CD4$^+$T 细胞计数持续缓慢减少为特点,CD4$^+$T 细胞计数多为 350～800 cells/μl,此期持续时间不等(数月至十几年不等),平均约 8 年;进入艾滋病期后 CD4$^+$T 细胞再次较快速地减少,多数感染者 CD4$^+$T 细胞数在 350 cells/μl 以下,部分晚期患者 CD4$^+$T 细胞计数可降至 200 cells/μl 以下。

（2）CD4$^+$T 细胞功能障碍：主要表现为 Th1 细胞被 Th2 细胞代替、抗原呈递细胞功能受损、白细胞介素-2 产生减少和对抗原反应活化能力丧失等,使艾滋病患者易发生各种感染。

（3）异常免疫激活：主要表现为 CD4$^+$、CD8$^+$T 细胞表达 CD69、CD38 和 HLA2DR 等免疫激活标志物水平异常升高,且与 HIV 血浆病毒载量有良好相关性,同时随疾病进展细胞激活水平也不断升高。因此,异常的免疫激活状况不仅可以衡量血浆病毒载量的变化,还可以预测 CD4$^+$T 细胞减少的速度。

（4）免疫重建：艾滋病患者经高效抗逆转录病毒治疗(HAART)后,HIV 感染引起的免疫系统损伤能恢复至正常或接近正常水平,即：减少的 CD4$^+$T 细胞数恢复正常;CD4$^+$T 细胞恢复对记忆抗原刺激的正常反应能力;患者体内异常的免疫激活恢复正常。此外,免疫重建还包括 HAART 以后,艾滋病相关的各种机会性感染和肿瘤的发生率下降,病死率和合并症发生率降低。

二、病理

艾滋病的病理变化呈多样性和非特异性,包括机会性感染引起的病变、淋巴结病变、中枢神经系统病变和肿瘤性病变。由于存在严重免疫抑制,多种机会性病原体常反复重叠感

染,组织中病原体繁殖多,炎症反应少。机会性感染是未接受 HAART 的艾滋病患者的主要死亡原因,机会性感染发生的危险性和严重程度由 CD4$^+$ T 细胞计数和病原体的种类所决定。淋巴结和胸腺等免疫器官出现滤泡增殖、融合,淋巴结内淋巴细胞完全消失,胸腺可有萎缩、退行性或炎性病变,可有淋巴瘤、卡波西肉瘤(KS)和其他恶性肿瘤的发生。中枢神经系统病变包括神经胶质细胞的灶性坏死、血管周围炎性浸润和脱髓鞘改变等。

第四节　临　床　表　现

HIV-1 侵入机体后经 2～10 年的无症状期进展至艾滋病期,HIV-2 所需的时间更长。

一、艾滋病的分期

1. 我国将艾滋病分为三期,即急性感染期、无症状期与艾滋病期。

(1) 急性感染期:感染 HIV 2～4 周后,部分患者出现一过性类似传染性单核细胞增多症样症状,出现发热、出汗、咽痛、头痛、恶心、厌食、全身不适、关节肌肉痛等症状,可有红斑样皮疹、腹泻、全身淋巴结肿大、血小板减少、CD4$^+$ 细胞计数/CD8$^+$ 细胞计数比例倒置。血液中 HIV RNA 及 P24 抗原阳性。此期持续 1～3 周。HIV 感染人体初期,血清中虽有病毒和 P24 抗原存在,但 HIV 抗体尚未产生,此时临床检测不出 HIV 抗体,称为窗口期。此期大多为数周,极少数可长至 6 个月。

(2) 无症状感染期:本期患者没有任何症状,但体内有病毒复制,免疫系统受损,CD4$^+$ T 细胞计数逐渐下降。HIV 抗体阳性,具有传染性。此期可持续 2～10 年或更长。

(3) 艾滋病期(AIDS):本期为 HIV 感染的终末阶段,主要表现为各种机会性感染和肿瘤。外周血 CD4$^+$ T 细胞数明显降低甚至耗竭,常在 200 cells/μl 以下,HIV RNA 水平明显升高。

2. WHO 将成人和青少年 HIV 感染分为 4 期(表 1-4-1)。

表 1-4-1　WHO 对成人和青少年 HIV 感染的分期

临 床 分 期	表　现
临床Ⅰ期	无症状期 全身淋巴结肿大 生活质量评分 1 级:无症状、活动正常
临床Ⅱ期	体重下降<原来体重的 10% 轻度皮肤黏膜表现(脂溢性皮炎、痒疹、指甲真菌感染、复发性口腔溃疡、口角炎) 在过去 5 年内出现带状疱疹 复发性上呼吸道感染(如细菌性鼻窦炎) 生活质量评分 2 级:有症状,活动正常

临 床 分 期	表　　现
临床Ⅲ期	体重下降＞原来体重的 10％
	无原因的慢性腹泻＞1 个月
	无原因的长期发热（间断或持续）＞1 个月
	口腔念珠菌病（鹅口疮）
	口腔毛状黏膜白斑
	肺结核
	严重的细菌感染（如肺炎、脓毒性肌炎）
	生活质量评分 3 级：有上述症状或/和在上一个月每天卧床时间＜50％
临床Ⅳ期	HIV 消耗综合征[a]
	肺孢菌肺炎
	弓形体脑病
	隐孢子虫病腹泻＞1 个月
	肺外隐球菌病
	排除肝、脾或淋巴结的 CMV（巨细胞病毒）感染（如视网膜炎）
	单纯疱疹病毒感染，皮肤黏膜感染＞1 个月，或内脏感染
	进行性多灶性白质脑病
	任何播散性真菌感染
	食管、气管、支气管念珠菌病
	播散性非结核分枝杆菌感染或肺部感染
	非伤寒沙门菌败血症
	肺外结核
	淋巴瘤
	卡波西肉瘤
	HIV 脑病[b]
	生活质量评分 4 级：有上述症状和/或在上一个月每天卧床时间＞50％

注：a. HIV 消耗综合征：体重下降＞10％，不明原因的慢性腹泻或慢性虚弱和不明原因的发热超过 1 个月。b. HIV 脑病：认知障碍或/和运动功能失调，影响每天的活动，持续数周到数月，除 HIV 感染外，无法用其他疾病解释上述情况。

二、AIDS 患者各系统常见的临床表现

1. 呼吸系统

AIDS 患者中，呼吸道的机会性感染极为常见，其中以肺孢子菌肺炎（pneumocystis carinii pneumonia，PCP）、结核分枝杆菌感染、巨细胞病毒肺炎、细菌感染等为主。此外，单纯疱疹病毒、军团菌、弓形体、隐球菌、鸟分枝杆菌、念珠菌等均可引起肺部感染。

PCP 是 AIDS 患者最常见的呼吸系统机会性感染疾病，也是 AIDS 患者主要死亡原因之一。PCP 是由耶氏肺孢子菌（*Pneumocystis jiroveci*）引起的呼吸系统真菌感染性疾病，间质性肺炎是其病理和临床特点。在使用 HAART 及对 PCP 进行预防性用药之前，PCP 在艾滋病患者中的发生率为 70％～80％，合并 PCP 的艾滋病患者的病死率为 20％～40％。90％的 PCP 病例发生在 CD4$^+$T 细胞计数＜200 cells/μl 的艾滋病患者中。在使用 HAART 及对

PCP 预防性用药后,PCP 的发生率明显下降,但 PCP 仍是我国艾滋病患者常见的机会性真菌感染。PCP 的临床表现以发热、干咳、进行性呼吸困难及低氧血症为主要特征,自觉症状较重而体征较少是本病的重要特征,也是临床上发现本病的重要线索。在痰、胸腔积液、支气管肺泡灌洗液或肺活检组织中找到肺孢子菌即可确诊本病。

结核病是我国艾滋病患者常见的机会性感染之一。艾滋病合并结核患者的肺部表现与机体的免疫水平严重相关,当 CD4$^+$T 细胞计数>350 cells/μl 时,临床表现与 HIV 阴性者基本类似:病灶比较局限,可有典型的发热、咳嗽、咳痰、痰血或咯血;胸痛、胸闷或呼吸困难;有盗汗、乏力、纳差及消瘦等全身表现;病变多位于上肺,空洞多见,淋巴结病变少见,肺外病变发病率为 10%~15%。随着 CD4$^+$T 细胞水平的逐渐下降,临床表现开始不典型:①发病急,症状重,病情进展快。多持续高热,明显消瘦,乏力,纳差明显。②血行播散性肺结核发病率高,肺外结核多见,病变多在下肺和中肺,空洞少见。有报告血行播散性肺结核可达 87%~96%,常伴有肺门、纵隔淋巴结肿大、肝脾肿大等。肺外结核中以淋巴结结核多见,还可并发胸膜炎、心包炎、腹膜炎、骨关节结核等,分别呈现其相应的症状与特征。③结核菌素(PPD)试验阳性率低,与细胞免疫功能相关,CD4$^+$T 细胞计数越低,PPD 试验阳性率越低。

2. 消化系统

消化系统是艾滋病患者最常受到累及的系统之一,受累器官涉及口腔、食管、胃肠道及肛门周围。

口腔最常见的感染原为白念珠菌引起鹅口疮,常提醒医生考虑到 AIDS 的诊断,为艾滋病相关性疾病之一。单纯疱疹病毒可以导致口腔黏膜或舌部溃疡。EB 病毒感染可导致黏膜毛状白斑,该白斑是 AIDS 特有的表现。放线菌、隐球菌、组织胞浆菌、毛霉菌、巨细胞病毒、人类乳头状瘤病毒等,也可引起口腔病变。

食管最常见的是念珠菌感染,常来源于口腔,患者常主诉吞咽疼痛和困难,严重时吞咽水都会疼痛。巨细胞病毒感染,常感染内皮细胞、上皮细胞,并形成包涵体,多数患者在食管远端有多个直径<1 cm 的浅表溃疡。食管的巨细胞病毒感染远多于口腔。疱疹病毒食管炎表现为食管的水肿或囊疱,随后形成溃疡。

小肠及结肠常见的感染为寄生虫、巨细胞病毒、念珠菌。寄生虫最常见的是隐孢子虫、小孢子虫、贝氏等孢子虫、溶组织内阿米巴、贾第鞭毛虫等。隐孢子虫常引起顽固性腹泻,每日可达数十次,水样便。巨细胞病毒可累及整个肠道,结肠病变多见,表现为腹痛、腹泻,个别可引起穿孔。单纯疱疹病毒常发生在同性恋人群中,多引起肛周或直肠内感染,有直肠炎者常有坠胀感及里急后重等。细菌感染常见菌有沙门菌、志贺菌、空肠弯曲菌等,与一般人的感染相近,但同性恋的 AIDS 患者发生率高,AIDS 患者发生沙门菌菌血症的比例也高。其他有结核分枝杆菌和鸟-胞内复合型分枝杆菌(MAC)的肠道感染。

3. 神经系统

HIV 感染期间,神经系统中的大脑、小脑、脑干、脊髓和周围神经均可发生机会性感染,其中以隐球菌脑膜炎、弓形体脑炎、巨细胞病毒脑炎、脊髓炎最为多见。HIV 可直接引发进行性亚急性脑炎、HIV 相关的痴呆综合征等。诊断主要依靠脑脊液检查、头颅 CT 和 MRI 等检查项目。

4. 泌尿系统

主要是肾损害,机会性感染是引起肾损害的主要原因之一,巨细胞病毒、EB 病毒可引起免疫复合物肾炎、病理变化为局灶性或弥漫性系膜增殖性肾小球肾炎、急性肾小管坏死、肾小管萎缩及局灶性间质性肾炎等。HIV 本身亦可引起肾损害,导致 HIV 相关性肾病。临床上均可有蛋白尿、氮质血症、急性肾功能衰竭或尿毒症等。海洛因相关肾病发展相对缓慢,在 0.5～6 年进展为尿毒症,而 HIV 相关性肾病可于 2～4 个月迅速发展至尿毒症。

5. 血液系统

常表现为粒细胞及血小板减少,贫血以及非霍奇金淋巴瘤等。

6. 皮肤黏膜

口腔毛状白斑(oral hairy Leucoplakia,OHL),舌两侧缘有粗厚的白色突起,是 EB 病毒、乳头瘤病毒等感染所致,抗真菌治疗无效。有时舌腹面形成白色纤维状毛苔,称为白毛舌。其他常见的有念珠菌等真菌感染,表现为局部黏膜潮红,剧烈触痛,舌苔白,可类似白斑样粗糙表现。用抗真菌药治疗可迅速好转,但会反复发作。同性恋患者可发生肛周传染性软疣、肛周单纯疱疹病毒感染和疱疹性直肠炎。脂溢性皮炎样病变常发生在生殖器、头皮、面、耳及胸等处,表现为红斑样、角化过度的鳞屑斑等。其他可见毛囊炎、脓疱疮、浅部真菌感染、银屑病、皮肤干燥病和黄甲等。

7. 心血管系统

AIDS 伴有各种各样的心血管病变,以心肌炎最多见,由病毒、原虫、细菌、真菌以及心肌的其他机会性病原体所致。病变一般均较轻,为非特异性炎症浸润。非细菌性血栓性心内膜炎与 AIDS 患者较长时间恶性病变有关,而细菌性心内膜炎患者可因栓塞骤然出现引起偏瘫及失语作为首发症状,易被误诊。AIDS 患者可有痛觉过敏性假性血栓性静脉炎,表现为突然起病,高热,单侧或双下肢疼痛性肿胀,特别是小腿高度肿胀,刀割样剧痛,触痛明显,局部皮肤淡红色,皮温升高,可触及沿大隐静脉走向排列的索状物或硬结,但静脉造影等无血栓栓塞,病程持续数周或数月,服用抗炎药仅能部分缓解。

8. 卡波西肉瘤(Kaposi's sarcoma)

卡波西肉瘤被认为是 AIDS 的主要症状之一,卡波西肉瘤来源于血管内皮细胞或淋巴管内皮细胞,因此可在各系统内发生。卡波西肉瘤可波及肺、肝、肾、肠道及眼等器官。但多见于皮肤和面部,早期皮肤卡波西肉瘤通常是红色或紫红色斑疹、丘疹和结节,数量多,压之不褪色,肿瘤迅速扩大,周围常伴有棕黄色瘀斑,通常分散存在。但在疾病的进展期常融合成斑块,发生在大腿中部触之有橡皮感,多呈圆形,发生在背部、颈部、领口周围可呈线形,呈血管走向。面部卡波西肉瘤由于淋巴回流受阻,可出现眶周水肿。卡波西肉瘤早期无疼痛,但在疾病进展期可出现疼痛。我国汉族人发生率较低,但新疆维吾尔族及其他少数民族多见。

9. 其他系统的临床表现

AIDS 患者眼部受累较常见,但易被忽视,常见的有巨细胞病毒性视网膜炎、弓形体视网膜脉络膜炎、视网膜脱离等。AIDS 性脊髓病,表现为进行性痉挛性截瘫、共济失调及尿失禁等。AIDS 相关肌病,一般起病缓慢,近端肌无力,肌酶异常,肌肉活检血管周围、肌束膜或间质有炎性细胞浸润。

第五节　辅助检查

一、血常规检查

可有不同程度的贫血、白细胞减少。淋巴细胞明显减少,有浆细胞样淋巴细胞和含空泡的单核细胞出现。

二、免疫学检查

1. HIV 抗体检测

HIV 抗体筛查检测方法主要是酶联免疫吸附试验(ELISA),随着自愿咨询检测工作的开展,也可采用快速检测。HIV 抗体确认试验常用的方法是蛋白质印迹技术(western blotting)。筛查试验呈阴性反应可出具 HIV - 1(或 HIV - 2)抗体阴性报告。一般经两次初筛均阳性者,只可出具"HIV 抗体待复查"报告。需再做确认试验,若阳性,方可出具 HIV - 1(或 HIV - 2)抗体阳性确认报告,并按规定做好咨询、保密和报告工作。

2. P24 抗原检测

有助于 HIV 感染的早期诊断和预后判断。常用酶联免疫吸附试验(ELISA)法检测,若阳性,可作为 HIV 感染的证据,特别在"窗口期"HIV 抗体尚未出现时,更有意义。

3. CD4$^+$ T 细胞检测

CD4$^+$ T 细胞是 HIV 最主要的靶细胞,HIV 感染人体后,出现 CD4$^+$ T 细胞进行性减少,CD4$^+$/CD8$^+$ 比值倒置现象,细胞免疫功能受损。目前常用的 CD4$^+$ T 细胞亚群检测方法为流式细胞术,可以直接获得 CD4$^+$ T 细胞数绝对值;若仅报告百分比,则可通过白细胞分类计数后换算为 CD4$^+$ T 细胞绝对数。如无条件用流式细胞仪测定 CD4$^+$ T 细胞,可用淋巴细胞绝对数作为参考。CD4$^+$ T 细胞计数的临床意义是:了解机体的免疫状态和病程进展,确定疾病分期、治疗时机和紧迫性,判断治疗效果和 HIV 感染者的临床并发症。

三、病毒载量检测

病毒载量一般用每毫升血浆中 HIV RNA 的拷贝数(Copies/ml)来表示。病毒载量测定常用方法有逆转录聚合酶链反应(RT - PCR)系统、核酸序列依赖性扩增(NASBA)技术、分支 DNA 信号放大系统(bDNA)。病毒载量测定的临床意义包括预测疾病进程、提供开始抗病毒治疗依据、评估治疗效果、指导治疗方案调整,也可作为 HIV 感染诊断的参考指标。小于 18 月龄的婴幼儿 HIV 感染诊断可以采用核酸检测方法,以两次核酸检测阳性结果作为诊断的参考依据,18 月龄以后再经抗体检测确认。

四、HIV 基因型耐药检测

HIV 基因型耐药检测可为 HAART 方案的选择和更换提供指导。耐药检测方法有基因型和表型检测,临床上多用基因型检测。推荐在以下情况进行 HIV 基因型耐药检测:抗病毒治疗病毒载量下降不理想或抗病毒治疗失败需要改变治疗方案时;进行抗病毒治疗前。对于抗病毒治疗失败者,耐药检测在病毒载量>400 copies/ml 且未停用抗病毒药物时进行,如已停药需在停药 4 周内进行基因型耐药检测。HIV 基因型检测出现 HIV 耐药,表示该感染者体内病毒可能耐药,同时需要密切结合临床情况,充分考虑 HIV 感染者的依从性,对药物的耐受性及药物的代谢吸收等因素进行综合评判。HIV 耐药结果阴性,表示该份样品通过基因型耐药检测未检出耐药性,但不能确定该感染者不存在耐药情况。

五、影像学检查

本病极易并发机会性感染和恶性肿瘤,及时进行胸部及胃肠道 X 线、B 超检查,必要时行 CT、MRI 检查对于明确诊断极为必要。AIDS 患者因肺部感染的病原菌不同,X 线胸片变化较大,可有结核样表现、肺脓肿样表现、肺炎样表现、间质性肺炎样表现等。病变可位于肺尖、一个肺叶,也可弥漫分布。

第六节 诊断、鉴别诊断及预后

一、诊断

凡高危人群存在下列情况两项或两项以上者,应考虑 HIV 感染的可能。①3 个月内体重下降 10% 以上。②慢性咳嗽或腹泻 3 个月以上。③间歇或持续发热 1 个月以上。④全身淋巴结肿大 1 个月以上。⑤反复出现带状疱疹或慢性播散性疱疹感染。⑥口咽念珠菌感染。

诊断原则:HIV/AIDS 的诊断需结合流行病学史(包括不安全性生活史、静脉注射毒品史、输入未经抗 HIV 抗体检测的血液或血液制品、HIV 抗体阳性者配偶及所生子女或有职业暴露史等)、临床表现和实验室检查等进行综合分析,慎重做出诊断。诊断 HIV/AIDS 必须是 HIV 抗体阳性(经确认试验证实),而 HIV - RNA 和 P24 抗原的检测有助于 HIV/AIDS 的诊断,尤其是能缩短抗体"窗口期"和帮助早期诊断新生儿的 HIV 感染。

1. 急性期

诊断标准:患者近期内有流行病学史和临床表现,实验室检查 HIV 抗体由阴性转为阳性;或仅实验室检查 HIV 抗体由阴性转为阳性。

2. 无症状期

诊断标准:有流行病学史,临床上无任何症状,但可有全身症状,HIV 抗体阳性;或仅

HIV 抗体阳性。

3. 艾滋病期

诊断标准：有流行病学史，HIV 抗体阳性，加上下述 17 项中的任何一项；或 HIV 抗体阳性，CD4$^+$T 细胞计数<200 cells/μl。①原因不明的 38 ℃ 以上持续不规则发热，>1 个月；②慢性腹泻次数多于 3 次/d，>1 个月；③6 个月之内体重下降 10% 以上；④反复发作的口腔念珠菌感染；⑤反复发作的单纯疱疹病毒感染或带状疱疹病毒感染；⑥肺孢子菌肺炎；⑦反复发生的细菌性肺炎；⑧活动性结核或非结核分枝杆菌病；⑨深部真菌感染；⑩中枢神经系统占位性病变；⑪中青年人出现痴呆；⑫活动性巨细胞病毒感染；⑬弓形体病；⑭马尔尼菲篮状菌病；⑮反复发生的败血症；⑯卡波西肉瘤；⑰淋巴瘤。

二、鉴别诊断

本病临床表现复杂多样，易与许多疾病相混淆，重点应与以下疾病相鉴别。

（1）急性期应与传染性单核细胞增多症等病毒感染、结核病和结缔组织疾病等相鉴别。

（2）特发性 CD4$^+$T 细胞减少症：目前已发现少数 CD4$^+$T 细胞明显减少且并发严重机会性感染的患者，通过各种检查未证实有 HIV 感染。鉴别主要依靠 HIV-1 和 HIV-2 病原学检查。

（3）继发性 CD4$^+$T 细胞减少：主要见于肿瘤和自身免疫性疾病，或经化疗或免疫抑制治疗后。

（4）淋巴结肿大应与血液系统疾病相鉴别，特别要注意与性病淋巴结病综合征相鉴别。后者淋巴结活检为良性反应性滤泡增生，血清学检查提示多种病毒感染。

三、预后

部分 HIV 感染者的无症状感染期可达 10 年以上，如此时进行有效的抗病毒治疗，部分感染者可停留于无症状感染阶段，而不发展为 AIDS；进展至 AIDS 者的，预后凶险。若不进行抗病毒治疗，则病死率极高，主要死因为机会性感染，一般存活期为 6~18 个月，但经抗病毒等综合治疗后能明显提高生存率。目前认为，艾滋病是一种可以治疗但尚难以治愈的慢性疾病，随着新型抗 HIV 药物的不断出现，艾滋病患者的预后将进一步改善，接受抗病毒治疗后免疫功能得到重建（如 CD4$^+$T 细胞高于 500 cells/μl）的艾滋病患者的病死率与普通慢性疾病患者的病死率相当。

第七节 治 疗

高效抗逆转录病毒疗法（HAART）是 HIV 感染最重要的治疗措施，对合适的感染者应选择恰当的治疗时机进行 HAART，同时针对机会性感染和肿瘤采取相应治疗。

一、抗病毒治疗

HAART 是艾滋病治疗的关键。HAART 的应用大大提高了抗 HIV 的疗效,显著改善了艾滋病患者的生存质量和预后,使艾滋病的治疗前进了一大步。随着研究的深入,新型高效、安全抗病毒药物将不断问世,这些新型抗病毒药物将进一步优化抗病毒治疗方案,从而提高抗 HIV 疗效。

1. HAART 的益处

HAART 是目前治疗艾滋病的最有效措施,HAART 的出现是艾滋病病毒感染和艾滋病治疗史上一个重要的里程碑。HAART 能够将患者体内的艾滋病病毒载量控制在现有方法无法检测的水平($\leqslant$50 copies/ml),推迟感染的临床进程,有助于患者的免疫重建,提高患者生存质量和存活率,显著降低 HIV 母婴传播的危险性,降低 HIV 的传播风险,减少与异常的免疫激活有关的各种慢性并发症的发生。HAART 的应用使得艾滋病从一种致命性疾病变为一种可以治疗的慢性疾病。

2. HAART 的药物

截至 2017 年 12 月美国 FDA 批准的治疗艾滋病的药物见表 1-7-1。目前艾滋病抗病毒治疗的主要进展为:选择应用不良反应较小的核苷类药物,如阿巴卡韦(ABC)及替诺福韦(TDF);选择加入利托那韦(RTV)的增强剂型蛋白酶抑制剂,降低耐药发生率,解决未增效的蛋白酶抑制剂引起的耐药和药物依从性差等问题;第三代蛋白酶抑制剂以及融合抑制剂的应用以及 CCR5 抑制剂、整合酶抑制剂的出现,给耐药患者带来新的希望。

表 1-7-1 截至 2017 年 12 月获美国 FDA 批准的治疗艾滋病的药物

药 物 分 类	剂 型	通 用 名	商 品 名
NRTIs			
	单剂	齐多夫定(AZT)	Retrovir
		去羟肌苷(ddI)	Videx(惠妥滋)
		扎西他滨(ddC)	Hivid
		司他夫定(d4T)	Zerit(赛瑞特)
		拉米夫定(3TC)	Epivir
		阿巴卡韦(ABC)	Ziagen
		替诺福韦(TDF)	Viread
		丙酚替诺福韦(TAF)	Vemlidy
		恩曲他滨(FTC)	Emtriva
	合剂	AZT+3TC	Combivir(双汰芝)
	合剂	AZT+3TC+ABC	Trizivir(三协维)
	合剂	3TC+ABC	Epizicom
	合剂	TDF+FTC	Truvuda
	合剂	FTC/TAF	Descovy

续　表

药物分类	剂　型	通　用　名	商　品　名
NNRTIs			
	单剂	奈韦拉平(NVP)	Viramune
		地拉韦定(DLV)	Resecritor
		依非韦仑(EFV)	Sustiva(施多宁)
		Etravirine(ETV)	Intelence
		利匹韦林(RPV)	Edurant
	合剂	EFV+TDF+FTC	Atripla
	合剂	FTC+RPV+TDF	Complera
	合剂	FTC+RPV+TAF	Odefsey
PIs			
	单剂	沙奎那韦(SQV)	Invirase
		洛匹那韦(LPV)	
		利托那韦(RTV)	Norvir
		茚地那韦(IDV)	Crixivan(佳息患)
		奈非那韦(NFV)	Viracept
		安普那韦(APV)	Agenerase
		阿扎那韦(ATV)	Reyataz(锐艾妥)
		福沙那韦(FOS)	Lexiva
		替拉那韦(TPV)	Aptivus
		达如那韦(DRV)	Prezista
	合剂	LPV/RTV	Kaletra(克力芝)
	合剂	ATV+cobicistat	Evotaz
	合剂	DRV+cobicistat	Prezcobix
Entry-Ins			
融合抑制剂		Enfuvirtide(T-20)	Fuzeon
CCR-5拮抗剂		maraviroc	Selzentry
INIs			
	单剂	Raltegravir(RAL)	Isentress(艾生特)
		Dolutegravir(DTG)	Tivicay(特威凯)
		Elvitegravir(EVG)	Vitekta
		ABC+3TC+DTG	Triumeq(绥美凯)
	合剂	TDF+FTC+EVG+cobicistat	Stribild
	合剂	EVG+cobicistat+FTC+TAF	Genvoya

注：NRTIs：核苷类逆转录酶抑制剂；NNRTIs：非核苷类逆转录酶抑制剂；PIs：蛋白酶抑制剂；Entry-Ins：病毒进入抑制剂；INIs：整合酶抑制剂。

3. HAART 的推荐方案

目前 HAART 的用药方案主要由 2 种核苷类逆转录酶抑制剂(NRTIs)加上一种非核苷类逆转录酶抑制剂(NNRTIs)或一种强化蛋白酶抑制剂(PIs)加服利托那韦或整合酶抑制剂

(INIs)组成。现在的 HAART 一线药物追求更多的是服用方便而且毒性要低。

美国卫生与公共服务部(DHHS)对抗病毒方案进行了规范并加以推荐,推荐的首选方案为：①ABC＋3TC＋DTG；②TDF＋FTC＋DTG；③TDF/FTC/EVG/cobicistat；④RAL＋TDF＋FTC。

欧洲指南推荐的一线方案中核苷类药物首选 TDF＋FTC 或 ABC＋3TC 或 TAF＋FTC,非核苷类首选 RPV,蛋白酶抑制剂首选 DRV/RTV。

WHO 推荐的一线方案：TDF＋3TC(FTC)＋EFV。

我国一线方案为：①TDF＋3TC＋EFV；②TDF＋3TC＋LPV/RTV；③TDF＋3TC＋RAL/DTG；④AZT＋3TC＋EFV。

4. HAART 的时机

目前国内外指南均推荐所有 HIV 感染者无论 CD4$^+$ T 细胞水平高低均应尽早接受 HAART。对于以下情况时更应优先尽快进行治疗：CD4$^+$ T 细胞计数＜350 cells/μl 时；合并以下情况时(不论 CD4$^+$ T 细胞计数为多少),如孕妇、HIV 相关性肾病、合并需要治疗的乙型肝炎。WHO 近年来还提出"确诊当天即给予 HAART"的理念,目前就是尽量尽早治疗所有患者。临床上应根据患者具体情况(CD4$^+$ T 细胞计数及其下降的幅度、病毒载量以及患者的意愿等)给予个体化抗病毒治疗。

5. 抗病毒药物的不良反应

由于抗病毒治疗需终身进行,所以药物不良反应往往比较常见,而且不良反应还与药物的种类有关：NRTIs 的毒性主要是由于它可以抑制细胞线粒体的 DNA 聚合酶,从而引起乳酸酸中毒、皮下脂肪分布异常、外周神经病变以及胰腺炎等不良反应,其中的乳酸酸中毒和胰腺炎可以直接导致患者死亡。另外,各种 NRTIs 药物的线粒体毒性不尽相同,d4T、ddI 和 AZT 毒性相对较高,而 3TC、FTC 和 TDF 的毒性相对较低。NNRTIs 的不良反应常常发生在治疗的早期阶段,主要包括皮肤不良反应(部分 NVP 引起的皮肤反应可以致死)和肝脏毒性等。而 PIs 的不良反应主要是脏器脂肪的堆积和各种代谢紊乱,如胰岛素抵抗(少数可以引起糖尿病)和高脂血症等。另外,心肌梗死也是 HAART 不良反应之一,往往与疗程长短有关。因此,抗病毒治疗后应定期接受随访以检测不良反应和疗效,必要时应进行抗病毒药物的血药浓度监测。

6. 耐药性检测

抗病毒药物的广泛应用及治疗的不规范,有可能使病毒迅速产生耐药性,耐药性毒株进一步传播可能导致 HIV 流行株对抗病毒药物的敏感性降低和抗病毒治疗的失败。HAART 治疗的效果受多种因素的影响,其中 HIV 的耐药性是导致抗病毒治疗失败的主要原因之一。由于 HIV-1 基因的高度变异性以及耐药性毒株的传播,未经抗病毒治疗的患者也可能携带耐药性 HIV 毒株。病毒耐药是抗病毒治疗中一个十分棘手的问题,它直接影响到患者的治疗效果以及预后。为了提高抗病毒治疗的疗效,主张在 HAART 之前进行基因型耐药检测。

二、常见机会性感染及肿瘤的治疗

合并机会性感染和肿瘤的患者,除了治疗相应疾病外,应尽早给予抗病毒治疗,通常情况下应首先治疗机会性感染和肿瘤,待病情得到初步控制后再进行抗病毒治疗,但也可同时进行 HAART。临床上应根据患者病情决定何时抗病毒治疗,总体原则是除隐球菌脑膜炎、结核性脑膜炎患者外,均应尽早进行 HAART。

1. 肺孢子菌肺炎(PCP)的治疗

治疗 PCP 首选复方磺胺甲噁唑(复方新诺明,SMZ - TMP)9～12 片/d(TMP 每日 15 mg/kg,SMZ 每日 100 mg/kg),3～4 次/d,口服;复方新诺明针剂(剂量同上),每 6～8 h 1 次,静滴,疗程通常为 3 周。

替代治疗方案:①氨苯砜 100 mg,口服,1 次/d;联合应用 TMP 200～400 mg,口服,2～3 次/d,疗程 2～3 周。②克林霉素 600～900 mg,静注,每 6 h 1 次;或 450 mg 口服,每 6 h 1 次;联合应用伯氨喹 15～30 mg,口服,1 次/d,疗程 2～3 周。③喷他脒,3～4 mg/kg,1 次/d,缓慢静滴(60 min 以上),疗程 2～3 周。

近年来也有使用卡泊芬净治疗本病成功的报道。

轻到中度感染患者可以使用 SMZ - TMP 进行门诊治疗。重度 PCP 患者 PaO_2<70 mmHg 或肺泡-动脉血氧分压差>35 mmHg,应在给予特异性抗 PCP 治疗后的 72 h 内使用类固醇激素以减轻大量肺孢子菌被破坏引起的炎症反应。一般给予泼尼松进行治疗,第 1～5 天每次 40 mg 口服,2 次/d;第 6～10 天每次 40 mg 口服,1 次/d;第 11～21 天每次 20 mg 口服,1 次/d,疗程一般为 21 d。也可静脉使用甲基泼尼松龙进行治疗,激素应在早期使用,72 h 后开始使用激素的益处并不肯定。

与此同时,应积极给予对症治疗:卧床休息,给予吸氧、改善通气功能,维持水和电解质平衡,如进行性呼吸困难明显,可行人工辅助呼吸。

2. 结核病的治疗

艾滋病患者结核病的治疗原则与非艾滋病患者相同,早期诊断和治疗对于改善患者预后至关重要。艾滋病合并结核病患者的抗结核治疗策略需要考虑以下问题:第一,抗结核治疗的疗程。第二,结核杆菌的耐药性。随着 DOT(直视下督导治疗)的应用,结核杆菌的耐药率降低,但在艾滋病患者中结核杆菌的耐药率较高。第三,HAART 是艾滋病患者主要的治疗措施,但是 HAART 的应用使得艾滋病合并结核病患者抗结核病治疗复杂化:药物的不良反应增加,抗病毒药物与抗结核药物之间发生相互作用,免疫重建炎性反应综合征(IRIS)发生增加等。第四,抗结核与抗病毒治疗之间的最佳间隔时间尚未确定。

如果结核杆菌对一线抗结核药物敏感,则使用异烟肼(INH)＋利福平(RIF)(或利福布汀)＋乙胺丁醇(EMB)＋吡嗪酰胺(PZA)进行 2 个月的强化期治疗,然后使用 INH＋RIF(或利福布汀)进行 4 个月的巩固期治疗。艾滋病合并结核病抗结核治疗的疗程目前尚存在争议。一些研究显示,艾滋病合并结核病患者对于 6 个月的抗结核治疗反应良好,抗结核治疗的失败率和复发率与非艾滋病患者相当,但晚期艾滋病患者抗结核治疗的疗程是否也为 6 个月目前尚缺乏循证医学依据。对于绝大多数患者而言,6 个月的疗程是足够的,对抗结核治疗的反应延迟(即在抗结核治疗 2 个月后仍有结核病相关临床表现或者结核杆菌培养仍为阳性)或胸片上出现空洞的结核病患者,抗结核治疗疗程应延长至 9 个月。

利福霉素是短程抗结核治疗方案中的基本药物,但是利福霉素与常用抗 HIV 药物即 PIs 和 NNRTIs 之间存在相互作用,对肝脏 P450 酶系统的诱导作用导致药物代谢发生改变。

RIF 或利福布汀均可与 NRTIs 合用,利福布汀可以与 PIs 或 NNRTIs(除 DLV)合用,但在某些合用方案中利福布汀和抗病毒药物的剂量可能需要进行调整。EFV(其剂量需要增加至 800 mg/d)＋2 种 NRTIs 的抗病毒方案与 RIF 合用时仍能取得良好的抗病毒疗效。NVP 与 RIF 合用时,NVP 仍能保持足够的血药浓度,但是两者合用后的疗效尚无足够的临床资料支持,且两者合用有增加肝脏损害的危险,因此通常不宜合用。RIF 不能与 NFV、SQV、IDV、ATV 及增强型蛋白酶抑制剂合用。

接受抗结核治疗的患者开始抗病毒治疗的最佳时间尚不清楚。为了减少结核杆菌的空气传播性,抗结核治疗应尽早进行,早期(在抗结核治疗后的 2～4 周)进行抗病毒治疗有助于阻止 AIDS 的进展,但同时有可能增加药物的不良反应以及发生 IRIS 的概率,严重时需要停止抗病毒和结核病治疗。将抗病毒治疗推迟至抗结核治疗后的 4～8 周进行,则有助于降低 IRIS 的发生率,提高患者服药的依从性。临床医生应根据患者对抗结核治疗的反应、不良反应发生情况以及患者服药的意愿来进行个体化抗病毒治疗。通常,应避免同时开始抗病毒和抗结核治疗,目前主张尽早进行抗病毒治疗,多数情况下先进行抗结核治疗 2～8 周再进行抗病毒治疗。如 CD4$^+$ T 细胞水平低于 50 cells/μl 时建议在抗结核治疗 2 周内启动 HAART;CD4$^+$ T 细胞水平高于 50 cells/μl 时建议在抗结核治疗 8 周内启动 HAART。如果患者已经接受了抗病毒治疗,此时需要对患者的抗病毒治疗方案重新进行评价,必要时应调整抗病毒治疗方案。

3. 鸟分枝杆菌感染的治疗

首选治疗方案为克拉霉素(每次 500 mg,2 次/d)或阿奇霉素(600 mg,1 次/d)＋乙胺丁醇(15 mg/kg,1 次/d),重症患者可同时联合应用利福布汀(300 mg,1 次/d)或阿米卡星(10 mg/kg,肌内注射,1 次/d),疗程 6 个月。替代治疗方案为利福布汀(300 mg,1 次/d)＋阿米卡星(10 mg/kg,肌内注射,1 次/d)＋环丙沙星(每次 750 mg,2 次/d),疗程 6 个月。

4. 皮肤黏膜念珠菌病的治疗

口腔念珠菌病可选用氟康唑(FLU)50～100 mg/次,口服,1 次/d,也可使用制霉菌素局部涂抹加碳酸氢钠漱口水漱口。对于食管念珠菌病,首选 FLU 口服或静脉滴注,或伊曲康唑口服液口服,疗程为 14～21 天。

5. 隐球菌脑膜炎的治疗

2010 年美国感染病协会(IDSA)公布的隐球菌病治疗指南中推荐两性霉素 B(AMB)联合氟胞嘧啶作为隐球菌脑膜炎初始治疗的首选方案。对 HIV 阴性患者隐球菌脑膜炎的治疗,IDSA 推荐首先联合使用两性霉素 B 和氟胞嘧啶进行 2 周的诱导治疗,再使用氟康唑(400 mg/d)进行 8～10 周的清除治疗。在治疗 2 周后建议进行脑脊液检查以明确脑脊液是否达到无菌,如果 2 周后脑脊液培养仍为阳性则应延长诱导治疗的时间。而后可继续使用氟康唑(200 mg/d)进行维持治疗(长期抑制治疗)。对于伴有肾脏疾病的患者,可选用两性霉素 B 脂质体进行诱导阶段的治疗。耐氟康唑者可选用伊曲康唑或伏立康唑。对于 HIV 感染者,要给予更为积极的抗真菌治疗以及延长维持或抑制治疗的时间,因为 HIV 感染者合并隐球菌感染极易复发。对于艾滋病合并隐球菌脑膜炎的患者,只要条件许可,应给予 HAART;同时,给予抗病毒和抗真菌治疗有助于患者病情的恢复。

完成前 10 周抗真菌治疗的患者,应使用氟康唑(200 mg/d)进行维持治疗以预防隐球菌脑膜炎复发。对于使用 HAART 后，CD4$^+$T 细胞计数＞200 cells/μl 的患者，可考虑停用氟康唑而不需长期维持治疗。如果 CD4$^+$T 细胞计数再次＜200 cells/μl，则应再次给予维持治疗。

6. 弓形体病的治疗

可用乙胺嘧啶(首剂 100 mg，此后每日 50～75 mg，每日 1 次维持)＋磺胺嘧啶(每次1.0～1.5 g，4 次/d)，疗程一般为 3 周，重症患者和临床、影像学改善不满意者疗程可延长至6 周以上。也可用 SMZ - TMP(每天 9 片，分 3 次口服)＋阿奇霉素(每次 500 mg，2 次/d)，疗程同前。不能耐受或磺胺过敏者可以选用克林霉素每次 600 mg 静脉滴注，1 次/6 h，联合乙胺嘧啶。可合用甲酰四氢叶酸每日 10～20 mg，以减少血液系统不良反应。

7. 巨细胞病毒感染的治疗

更昔洛韦每日 10 mg/kg，分 2 次静脉滴注，2～3 周后改为 5 mg/kg，每天 1 次静脉滴注，也可改用更昔洛韦口服治疗，剂量 5 mg/(kg·d)，分 3 次口服。更昔洛韦可引起白细胞减少、血小板减少和肾功能不全。也可用膦甲酸钠，每次 90 mg/kg，2 次/d 静脉滴注，2～3 周后改为 1 次/d，长期维持。该药可导致肾功能不全、恶心及电解质紊乱，若肌酐清除率异常，则需调整剂量。病情危重或单一药物治疗无效时，可联用更昔洛韦和膦甲酸钠。若为视网膜炎，亦可眼球后注射更昔洛韦。

8. 卡波西肉瘤的治疗

任何类型卡波西肉瘤患者均应接受 HAART。美国 FDA 批准用于治疗卡波西肉瘤的药物有：9-顺式视黄酸凝胶(局部用药)、脂质体阿霉素、脂质体柔红霉素、紫杉醇、α 干扰素。局部治疗可用：9-顺式视黄酸凝胶外用、长春新碱局部注射、局部放疗以及激光、冷冻疗法等；也可外科手术治疗。如患者病灶有进展，全身化疗很有必要。脂质体阿霉素有较长血浆半衰期，较高肿瘤部位药物浓度，对非靶器官毒性较少。大量随机研究显示，脂质体阿霉素 20 mg/m^2 每三周 1 次，脂质体柔红霉素 40 mg/m^2 每 2 周 1 次作为一线化疗药物治疗，和化疗组合方案比较，更有利于取得治疗应答和持续时间。紫杉醇是治疗卡波西肉瘤的最新化疗药物。

第八节　预　　防

预防原则主要是加强对艾滋病的宣传教育工作，普及艾滋病的防治知识，使医务人员和群众对艾滋病有正确的认识。

一、控制传染源

AIDS 患者及 HIV 携带者的血、排泄物和分泌物应进行消毒，尽早发现和治疗感染者。

二、切断传播途径

(1) 杜绝不洁注射，严禁吸毒，特别是静脉毒瘾，不共用针头、注射器。

（2）加强血制品管理：血液检测 HIV 抗体阳性者应禁止捐献血液及其制品、器官组织和精液。加强血站、血库的建设和管理。

（3）开展 AIDS 的防治教育：开展正确的性道德教育，加强与 HIV 及 AIDS 有关的性知识、性行为的健康教育（安全套的使用等），防止与 HIV 感染者发生无保护性接触。

（4）切断母婴传播：女性 HIV 感染者应尽量避免妊娠，以防止母婴传播。HIV 感染的哺乳期妇女应人工喂养婴儿。

（5）消毒隔离：工作实验台面可用 75％乙醇消毒，血液或体液污染的物品或器械用 1∶10～1∶100 浓度的次氯酸钠液或 1∶10 稀释的漂白粉液擦拭或浸泡，高温消毒也是杀灭 HIV 的有效办法。接触患者的血液或体液时应戴手套、穿隔离衣，不共用牙刷、刮脸刀片等。

三、保护易感人群

在进行手术及有创性检查（如胃镜、肠镜、血液透析等）前，应检测 HIV 抗体。对吸毒、卖淫、嫖娼等人群要定期监测，加强对高危人群的监测。

参考文献

［1］中华医学会感染病学分会艾滋病学组. 艾滋病诊疗指南（2015 版）［J］. 中华临床感染病杂志，2015，8(05)：385—401.

［2］沈银忠，卢洪洲. 获得性免疫缺陷综合征［M］//张文宏，卢洪洲，张永信. 重点感染性疾病的防治. 北京：科学出版社，2016：190—205.

［3］Panel on Antiretroviral Guidelines for Adults and Adolescents. Guidelines for the use of antiretroviral agents in adults and adolescents living with HIV ［EB/OL］. Department of Health and Human Services. Available at http：//www. aidsinfo. nih. gov/ContentFiles/AdultandAdolescentGL. pdf.

［4］Panel on Opportunistic Infections in HIV-Infected Adults and Adolescents. Guidelines for the prevention and treatment of opportunistic infections in HIV-infected adults and adolescents：recommendations from the Centers for Disease Control and Prevention ［EB/OL］. the National Institutes of Health，and the HIV Medicine Association of the Infectious Diseases Society of America. Available at http：//aidsinfo. nih. gov/contentfiles/lvguidelines/adult_oi. pdf.

（沈银忠　卢洪洲）

第二章

艾滋病相关呼吸系统疾病

第一节　肺孢子菌肺炎

肺孢子菌肺炎(pneumocystis carinii pneumonia，PCP)是由耶氏肺孢子菌引起的一种间质性肺炎，是艾滋病患者常见的肺部机会性感染，常见于严重免疫抑制的患者(CD4$^+$ T 细胞计数常＜100 cells/μl)。PCP 典型临床表现为：干咳、低热及逐渐加重的呼吸困难。实验室检查异常为低氧血症，胸片典型表现为弥漫性、两侧对称的间质浸润影，一般为从肺门发散的蝶形影。从呼吸道或肺组织标本中检出含有 8 个子孢子的包囊是确诊依据。治疗包括病原治疗和对症支持治疗，病原治疗首选复方磺胺甲噁唑(复方新诺明，SMZ - TMP)，疗程 21 天。重症患者可加用卡泊芬净静滴。替代方案包括：克林霉素、氨苯砜或喷他脒。严重者可给予激素治疗。对症支持治疗包括：卧床休息，给予吸氧改善通气功能，注意水和电解质平衡等。

· 病例(一) ·

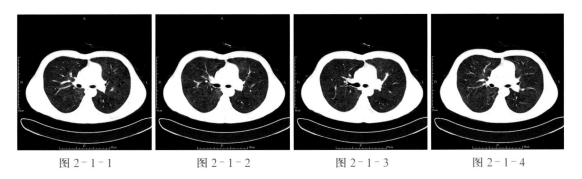

图 2-1-1　　　　　图 2-1-2　　　　　图 2-1-3　　　　　图 2-1-4

病情简介：男性，28 岁，因"气促 1 个月，发现 HIV 抗体阳性半月，发热一周"入院。患者入院 1 个月前无明显诱因出现气促，活动后加重，外院抗感染治疗无效，后确诊 HIV 抗体阳性，CD4$^+$ T 细胞计数 32 cells/μl。入院查真菌 D-葡聚糖＞1 000 pg/ml(参考值＜60 pg/ml)，乳酸脱氢酶(LDH)为 286 U/L。胸部 CT(图 2-1-1 至图 2-1-4)提示：两肺见弥漫性磨玻璃密度样改变，部分区域小叶间隔增厚。

诊断与治疗：轻度 PCP，给予复方磺胺甲噁唑片抗 PCP 以及抗 HIV 治疗后，症状明显缓解。

诊疗要点：免疫缺陷基础、临床表现、肺部 CT 典型磨玻璃样影、高真菌-D 葡聚糖。

（刘　莉　卢洪洲）

• 病例（二）•

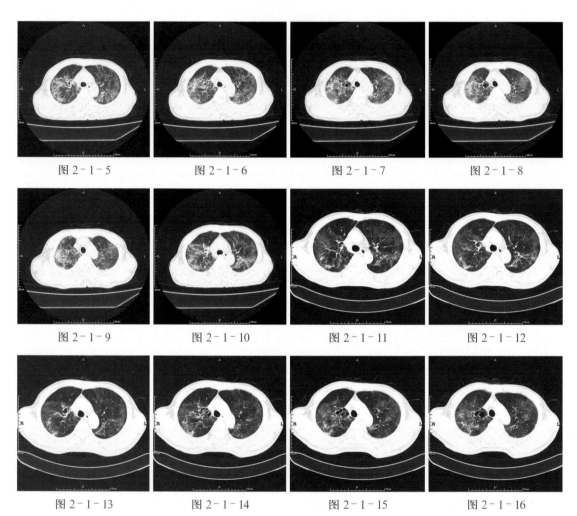

图 2-1-5　　　　　图 2-1-6　　　　　图 2-1-7　　　　　图 2-1-8

图 2-1-9　　　　　图 2-1-10　　　　　图 2-1-11　　　　　图 2-1-12

图 2-1-13　　　　　图 2-1-14　　　　　图 2-1-15　　　　　图 2-1-16

　　图片说明：图 2-1-5 至图 2-1-10 为 2015 年 9 月 18 日治疗前影像图片，提示两肺弥漫性磨玻璃密度样改变，部分区域小叶间隔增厚。图 2-1-11 至图 2-1-16 为 2015 年 9 月 30 日治疗后影像图片，提示肺内病灶较前吸收。

　　病情简介：男性，35 岁，因"消瘦 6 个月，咳嗽 2 个月，加重伴气促半月，发现 HIV 抗体阳性 1 天"入院。入院前 6 个月无明显诱因出现消瘦，至多家医院查体未获原因。2 个月前出现咳嗽，程度不重，伴少量白痰，未予重视，无特殊治疗。后咳嗽加重伴气促，后查 HIV 抗体阳性。病程中，无明显发热。

　　入院检查：真菌 D-葡聚糖检测 713.9 pg/ml，ADH 504 U/L，$CD4^+$ T 细胞计数为 14 cells/μl。胸部 CT（2015 年 9 月 18 日）：两肺见弥漫性磨玻璃密度样改变，部分区域小叶间隔增厚。

诊断与治疗：AIDS、中度 PCP、肺部细菌感染。给予抗 PCP（复方磺胺甲噁唑）、抗细菌、抗 HIV 治疗后，症状明显缓解，复查胸部 CT（2015 年 9 月 30 日）病灶较前吸收。

诊疗要点：免疫缺陷基础、临床表现、肺部 CT 典型磨玻璃样影同时有斑片样渗出、血真菌-D 葡聚糖升高。

治疗体会：PCP 会导致人体呼吸道防御功能下降，易合并细菌感染，在抗 PCP 的同时需加用抗细菌药物。

（刘　莉　卢洪洲）

第二节 肺 结 核

结核分枝杆菌（MTB）感染是我国艾滋病患者最为常见的机会性感染之一，也是我国艾滋病患者死亡的重要原因。艾滋病患者合并活动性结核病的临床表现与机体的免疫状态有关。CD4$^+$ T 细胞计数在 350 cells/μl 以上的结核病患者的临床表现与非 HIV 感染者的结核病表现类似，患者多表现为肺结核，病灶多在肺尖，可形成空洞。但艾滋病患者容易出现肺外结核病，尤其应注意排除中枢神经系统结核病的可能。在艾滋病晚期，严重免疫缺陷的患者肺部结核的影像表现有其特点，即肺中叶、下叶以及间质以粟粒状渗出性病变多见，而很少形成空洞，可伴有纵隔淋巴结肿大。随着免疫缺陷的加重，肺外结核（如淋巴结核、结核性胸膜炎、结核性心包炎以及结核性脑膜炎等）更为多见，CD4$^+$ T 细胞计数小于 200 cells/μl 的患者更易出现肺外结核。

艾滋病合并结核病的诊断需要结合临床表现、辅助检查以及影像学检查结果来进行综合判断，尤其要注意发生于 HIV 感染者的结核病在临床表现以及诊断方面有其自身特点。肺结核的诊断主要依赖痰涂片和痰培养。T-SPOT 检测和 Xpert MTB/RIF 检测亦有助于诊断，但需注意免疫缺陷患者 T-SPOT 的敏感性受到一定影响。治疗原则同非 HIV 感染者，一般在抗结核治疗 2～8 周时启动抗病毒治疗。

一、血行播散型肺结核、结核性心包炎

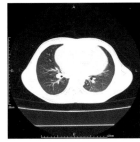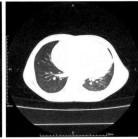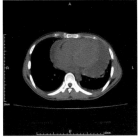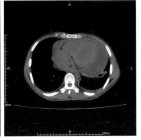

图 2-2-1　　　　　　　图 2-2-2　　　　　　　图 2-2-3　　　　　　　图 2-2-4

图片说明：图 2-2-1 至图 2-2-4：慢性粟粒性肺结核，纵隔及两腋窝多发肿大淋巴结，心包中等量积液。两侧胸腔内少量积液，致两下肺部分不张。

病情简介：男性,42岁。因"反复发热1个月,胸闷气急1周,检出HIV抗体阳性1天"入院。患者一月前无明显诱因下出现发热,发热无明显规律,发热时无明显畏寒寒战、咳嗽咳痰表现,体温未测。后上述症状持续,发热时间延长,伴夜间盗汗明显,1周前发热时伴气促,且热峰逐渐升高,体温最高达41℃,伴明显胸闷、无心悸黑蒙,就诊于上海市肺科医院,行胸部CT提示双肺粟粒样小结节,心包积液,双侧胸腔积液。予以左氧氟沙星抗感染、激素抗炎,并予以止咳平喘等对症处理,患者胸闷症状稍有好转,仍有发热,后HIV抗体初筛试验阳性转入我院。

入院检查：CD4绝对值86 cells/μl,CD4/CD8比值0.12;痰荧光染色抗酸杆菌涂片+++;痰分枝杆菌培养阳性;心包穿刺液抗酸杆菌涂片+;T-SPOT. TB抗原A(ESAT-6)[18](有反应性),T-SPOT. TB抗原B(CFP-10)[7](有反应性)。

诊断与治疗：AIDS、血行播散型肺结核、结核性心包炎。给予HREZ抗结核治疗及激素以减少心包积液渗出,心包穿刺抽取心包积液后患者症状明显缓解。

诊疗要点：艾滋病患者极易合并结核,在未明确排除结核诊断前,尽量避免应用有抗结核作用的抗生素(部分有效,可能影响诊断、导致耐药产生,影响以后的治疗)。

(刘　莉　卢洪洲)

二、继发性肺结核

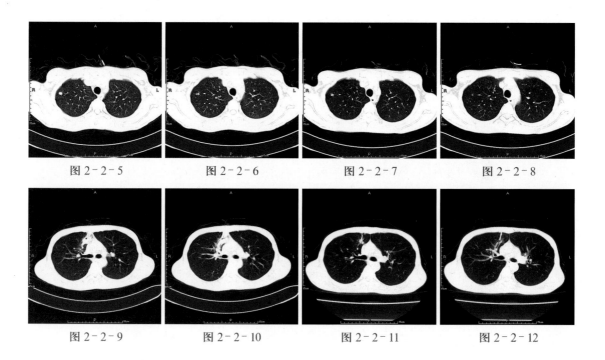

图2-2-5　　　　　　图2-2-6　　　　　　图2-2-7　　　　　　图2-2-8

图2-2-9　　　　　　图2-2-10　　　　　　图2-2-11　　　　　　图2-2-12

图片说明：①图2-2-5和图2-2-6：胸部CT示右上肺炎性结节(治疗马尔尼菲篮状菌前)。②图2-2-7和图2-2-8：胸部CT示右上肺小结节灶,较前片吸收(治疗马尔尼菲篮状菌后)。③图2-2-9和图2-2-10：患者再次出现发热,复查胸部CT示两肺多发炎性病灶,纵隔多发肿大淋巴结影,结核可能。④图 2-2-11 和图 2-2-12:抗结核治疗 2 月后胸部 CT 示病灶较前明显吸收。

病情简介:男性,35 岁,因"确诊 HIV 感染 2 年,纳差 2 周,发热 3 天"入院。患者 2 年前自行检查发现 HIV 抗体阳性、CDC 已确诊,一直未接受抗逆转录病毒治疗,未复查 CD4$^+$ T 细胞计数。2015 年 7 月份出现发热,腹部 CT 提示后腹膜淋巴结肿大,给予抗细菌治疗后症状无明显缓解,就诊我院。血培养明确为马尔尼菲篮状菌病,先后予两性霉素 B、伊曲康唑抗真菌,7 月 19 日开始 HAART,病程中出现咳嗽,加用头孢曲松钠抗感染,体温好转,给予出院。出院后规律 HAART,继续伊曲康唑抗真菌,2 周前出现恶心、纳差伴咳嗽。3 天前出现发热,体温超过 39 ℃,伴畏寒,无明显寒战,无头痛、胸闷等不适。再次入院,完善检查提示痰荧光染色抗酸杆菌涂片+;T-SPOT.TB 抗原 A(ESAT-6)[2](无反应性),T-SPOT.TB 抗原 B(CFP-10)[100](有反应性);痰培养分枝杆菌阳性、结核分枝杆菌、链霉素、异烟肼、利福平、乙胺丁醇均敏感;CD4 绝对值 6 cells/μl,CD4/CD8 比值 0.05,HIV 核酸定量检测<40 copies/ml。

诊断与治疗:AIDS、继发性肺结核涂阳培阳初治、马尔尼菲篮状菌病治疗后。给予 HREZ 抗结核治疗后患者症状明显缓解。

诊疗要点:艾滋病患者极易合并结核,对于接受抗 HIV 治疗后病毒被控制但细胞免疫重建不全的患者,仍需警惕罹患结核的可能。

(刘　莉　卢洪洲)

三、肺结核合并卡波西肉瘤

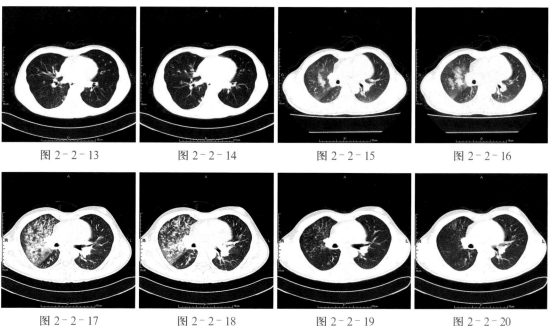

图 2-2-13　　　　　图 2-2-14　　　　　图 2-2-15　　　　　图 2-2-16

图 2-2-17　　　　　图 2-2-18　　　　　图 2-2-19　　　　　图 2-2-20

图片说明：抗结核治疗前胸部CT(图2-2-13和图2-2-14)：右肺及左上肺见结节、树芽征及条片影，右肺门、纵隔及右侧颈根部内见肿大淋巴结影，右侧胸膜局部增厚，两侧胸腔内未见液性密度影。影像诊断：两肺病变伴右肺门、纵隔及右侧颈根部淋巴结肿大，考虑结核可能大。

抗结核治疗2月后胸部CT(图2-2-15和图2-2-16)：两肺炎性病变伴右肺门、纵隔及右侧颈根部淋巴结肿大，考虑结核合并其他感染可能大。较图2-2-13和图2-2-14，肺内病变进展，心包积液明显进展。

多柔比星脂质体化疗后胸部CT(图2-2-17和图2-2-18)：右肺见弥漫性斑片状实变影、结节影及磨玻璃密度影，远端见小叶间隔增厚，支气管血管束明显增粗，内见支气管充气征，左肺见散在结节状、粟粒状密度影及片状磨玻璃影。段以上气管、支气管通畅。纵隔居中，纵隔明显增宽，两侧肺门、纵隔见多发肿大淋巴结影。双侧胸腔见少量弧形液性密度影。心包见大量弧形液性密度影。双侧腋窝见多发小淋巴结。

紫杉醇化疗后胸部CT(图2-2-19和图2-2-20)：右肺见多发斑片状实变影、结节影及磨玻璃密度影，远端见小叶间隔增厚，支气管血管束明显增粗，内见支气管充气征，左肺见少许小条片状高密度影。段以上气管、支气管通畅。纵隔居中，纵隔明显增宽，两侧肺门、纵隔见多发肿大淋巴结影。心包见大量弧形液性密度影。双侧腋窝见多发小淋巴结。两肺病变较前范围缩小，纵隔及肺门淋巴结肿大较前相仿，心包积液较前片略有吸收。

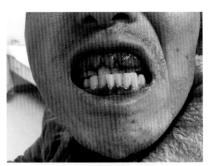

图2-2-21　牙龈肿块，活检提示卡波西肉瘤

病情简介：男性，36岁，因"反复发热3个月，抗结核治疗1个月余，发现口腔新生物一周"入院。患者3个月前因发热就医，查痰结核杆菌PCR阳性，痰结核菌涂片阳性，同时确诊HIV感染，经正规四联抗结核以及抗HIV治疗后仍有反复发热，一周前牙龈出现紫红色新生物，并逐渐增大，同时伴痰中带血。

入院检查：痰结核杆菌DNA 3.69E+3 copies/ml；痰抗酸杆菌涂片++++；痰培养分枝杆菌阳性，结核分枝杆菌；心包积液颜色红色，透明度浑浊，白细胞手工计数1510/mm³，红细胞手工计数3300000/mm³，多核细胞百分比83.00%，淋巴细胞百分比17.00%，李凡他试验阳性；颈部淋巴结活检病理：卡波西肉瘤；牙龈肿块活检病理结果：卡波西肉瘤。

诊断：AIDS继发性肺结核涂阳初治；卡波西肉瘤：皮肤黏膜、肺、心包。

治疗经过：患者痰涂片阳性，结核诊断明确，给予抗结核治疗并加用抗HIV治疗后仍有发热，且肺部病灶进展，考虑免疫重建，予以加强抗结核治疗。效果不佳，出现咳血及牙龈紫红色新生物，经活检证实为卡波西肉瘤，给予脂质体多柔比星(20 mg/kg)化疗4次，肺部病灶部分缓解，但出现心包及肝脏受累，后换用紫杉醇化疗，病灶明显吸收。

诊疗要点：艾滋病合并结核治疗复杂，抗结核治疗后加用抗HIV药物，30%左右的患者在治疗过程中可能出现免疫重建综合征，可能出现原有病灶加重或出现新发病灶，此时的诊断应慎重，应在排除其他诊断的基础上确定免疫重建综合征的诊断。特别是在强化抗结核治疗后效果仍不佳的患者应高度警惕其他感染或肿瘤可能,应重新明确诊断,如反复进行病原体检查或进行组织学活检。

（刘　莉　卢洪洲）

四、粟粒性肺结核

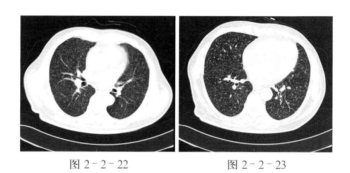

图 2-2-22　　　　　　　图 2-2-23

图片说明：图 2-2-22 和图 2-2-23 是同一 HIV 感染者的肺部 CT 影像,提示粟粒性肺结核的诊断,患者因发热咳嗽入院,CD4$^+$ T 细胞计数为 23 cells/μl。

（沈银忠　卢洪洲）

第三节　非结核分枝杆菌肺病

艾滋病可并发非结核分枝杆菌感染,其中主要为鸟分枝杆菌复合群(MAC)感染。在 HAART 于临床广泛应用以及对本病采取预防性治疗以前,艾滋病患者中播散性鸟分枝杆菌感染的发生率为 20%～40%。MAC 感染多见于 CD4$^+$ T 细胞数<50 cells/μl 时。MAC 感染的临床表现与结核病类似,但播散性病变更为多见,可累及多脏器,表现为贫血、肝脾肿大及全身淋巴结肿大。确诊有赖于从血液、淋巴结、骨髓以及其他无菌组织或体液中培养出 MAC,并通过 DNA 探针、高效液相色谱或生化反应进行菌种鉴定。胶体金法可用于临床非结核分枝杆菌的初步鉴定,采用 PCR 加基因测序的方法可对临床分离的常见非结核分枝杆菌进行鉴定。粪便或活检组织的抗酸染色涂片、培养及影像学检查可协助诊断。

临床上治疗 MAC 的首选方案为：克拉霉素(500 mg,口服,2 次/d)或阿奇霉素(500～600 mg,口服,1 次/d)＋乙胺丁醇[15 mg/(kg·d),口服,1 次/d],重症患者可同时联用利福布汀(300～600 mg,口服,1 次/d)。其他可供选择的药物的剂量分别为：阿米卡星,10～15 mg/(kg·d),静注,1 次/d;链霉素,1 g/d,静注或肌注,1 次/d;环丙沙星,500～750 mg,口服,2 次/d;左氧氟沙星,500 mg,口服,1 次/d;莫西沙星,400 mg,口服,1 次/d。

在抗 MAC 治疗 2 周后尽快启动 HAART。

· 病例（一） ·

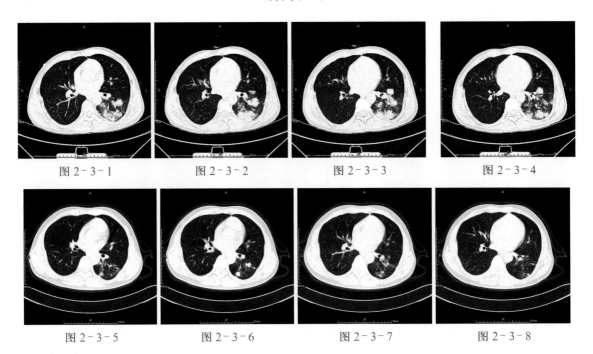

图 2-3-1　　　　　图 2-3-2　　　　　图 2-3-3　　　　　图 2-3-4

图 2-3-5　　　　　图 2-3-6　　　　　图 2-3-7　　　　　图 2-3-8

　　图片说明：图 2-3-1 至图 2-3-4 为治疗前胸部 CT：左肺下叶见多发斑片状实变影，融合呈团，其内见少许空气支气管影，局部小叶间隔增厚及胸膜粘连，另见左肺上叶少许斑片状密度增高，右肺上叶见小结节状密度增高影，直径约 5 mm；气管、支气管通畅，两肺门不大，纵隔内未见肿大的淋巴结影，两侧胸膜无增厚，两侧胸腔内未见液性密度影。两侧腋窝见稍大淋巴结影。肝内多发类圆形低密度灶。两肺感染性病变（左下肺为主）。

　　图 2-3-5 至图 2-3-8 为抗非结核分枝杆菌治疗 2 个月后胸部 CT：左肺上叶后段、下叶病变（左下肺为主），较前片好转。

　　病情简介：男性，32 岁，因"发现 HIV 抗体阳性 3 个月，左腹痛一周，发热 3 天"入院。患者入院前 3 个月因"尖锐湿疣"就诊当地医院，检查发现 HIV 抗体阳性，当时 CD4 计数 72 cells/μl，2 个月前开始 HAART：齐多拉米双夫定＋依非韦仑，口服 SMZ 预防 PCP，服药后无特殊不适，近一周感觉左腹疼痛不适，近三天有低热，我院门诊就诊，胸部 CT 提示左肺炎性病灶。

　　入院检查：CD4 绝对值 119 cells/μl，CD4/CD8 比值 0.22；T-SPOT. TB 抗原 A（ESAT-6）[0]（无反应性），T-SPOT. TB 抗原 B（CFP-10）[2]（无反应性）；痰荧光染色抗酸杆菌涂片＋＋；支气管镜灌洗液分枝杆菌培养阳性，MPB64 抗原阴性。

　　诊断与治疗：AIDS、非结核分枝杆菌肺病。给予阿奇霉素、利福平、乙胺丁醇、左氧氟沙星联合抗非结核分枝杆菌治疗后，患者症状明显缓解。

　　诊疗要点：在分枝杆菌培养阳性的标本中，45％经鉴定为非结核分枝杆菌。胶体金法通过结核分枝杆菌的培养中分泌到菌体外的蛋白质 MPB64 与胶体金标记的抗 MPB64 单克隆抗体 A 形成的免疫复合物，由于毛细管层析现象而移动至被检测线（T），被其中固定化的抗

MPB64 单克隆抗体 B 捕捉,于是在 T 处因胶体金的作用形成肉眼可见的紫红色条带,判为阳性,即 MTB。如 MPB64 抗原阴性的分枝杆菌,可以初步判定为非结核分枝杆菌。胶体金法鉴定 NTM 特异性及敏感性均较高,而且简便快速,可作为各级医院的初筛试验。

(刘 莉 卢洪洲)

· 病例(二) ·

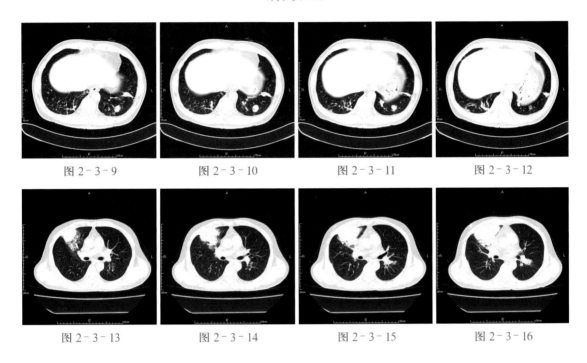

图 2 - 3 - 9　　　　图 2 - 3 - 10　　　　图 2 - 3 - 11　　　　图 2 - 3 - 12

图 2 - 3 - 13　　　　图 2 - 3 - 14　　　　图 2 - 3 - 15　　　　图 2 - 3 - 16

图片说明:图 2 - 3 - 9 至图 2 - 3 - 12 为首次入院胸部 CT:两肺感染性病变;两肺上叶肺气肿;轻度脂肪肝。首次住院抗感染治疗曾一度好转出院,但出院后再次出现发热,复查胸部 CT(图 2 - 3 - 13 至 2 - 3 - 16):右肺中叶实变及部分肺不张、邻近肺组织少许炎症,余两肺少许炎性病变;两上肺气肿。

病情简介:男性,42 岁,因"反复发热 1 月余,发现 HIV 抗体阳性 1 月余"入院。患者 1 月余前出现咳嗽咳痰,伴胸闷气促症状,无发热畏寒寒战。至当地医院查胸片提示双下肺斑片状密度增高影。给予左氧氟沙星、哌拉西林、他唑巴坦等静脉滴注治疗后症状无缓解。后出现发热,每日最高体温 39 ℃ 左右。当地医院胸部 CT 提示双肺间质慢性病变。后发现 HIV 抗体阳性。给予头孢曲松钠加左氧氟沙星抗感染,以及对症支持治疗,发热气促症状缓解,目前仍有咳嗽,后入我院。患者入院后完善相关检查,考虑 AIDS、肺部感染,给予 SMZ、注射用头孢哌酮钠舒巴坦钠(舒普深)抗感染,氟康唑抗真菌,同时开始抗 HIV 治疗,患者病情好转出院。2 周前患者再次出现发热,体温最高 39 ℃,查胸部 CT 示右上肺炎症,左下肺病灶较前增大,外院予注射用亚胺培南西司他丁钠(泰能)等抗感染后患者症状无明显好转。

入院检查:CD4 绝对值 55 cells/μl,CD4/CD8 比值 0.09;T - SPOT 阴性;支气管镜灌洗液荧光染色抗酸杆菌涂片＋＋＋ P;支气管镜灌洗液分枝杆菌培养阳性,MPB64 抗原阴性。

诊断与治疗：AIDS、非结核分枝杆菌肺病。给予阿奇霉素、利福布汀、乙胺丁醇、莫西沙星联合抗非结核分枝杆菌治疗后，患者症状明显缓解。

诊疗要点：在分枝杆菌培养阳性的标本中，45%经鉴定为非结核分枝杆菌。艾滋病患者分枝杆菌涂片阳性，T-SPOT阴性，需高度怀疑非结核分枝杆菌病。非结核分枝杆菌肺病需联合4～5种药物治疗12～18个月。

（刘　莉　卢洪洲）

• 病例（三）•

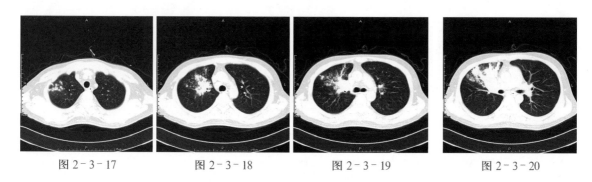

图 2-3-17　　　　　图 2-3-18　　　　　图 2-3-19　　　　　图 2-3-20

图片说明：图 2-3-17 至图 2-3-20 为 2014 年 10 月 27 日胸部 CT：右肺上叶见斑片结节状密度增高影，部分实变，未见支气管充气征。左肺下叶见一空洞影，壁薄光滑，大小约 4.1 cm×3.6 cm，周围见条索影，余肺内见散在片絮状密度增高影，纵隔见肿大淋巴结影，两肺门不大，两肺门未见肿大淋巴结影，两侧胸膜局部增厚，两侧胸腔内未见液性密度影。两肺感染性病变，心包少量积液。

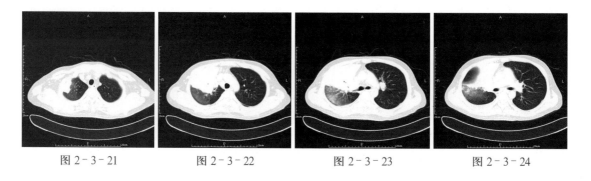

图 2-3-21　　　　　图 2-3-22　　　　　图 2-3-23　　　　　图 2-3-24

图 2-3-21 至图 2-3-24 为 2014 年 11 月 10 日胸部 CT：右肺上叶见片状密度增高影，部分实变，内见少许支气管充气征。左肺下叶见一空洞影，壁薄光滑，大小 4.1 cm×3.6 cm，周围见条索影，余肺内见散在片絮状密度增高影，纵隔见肿大淋巴结影，两肺门不大，两肺门未见肿大淋巴结影，两侧胸膜局部增厚，右侧胸腔见液性低密度影，左侧胸腔内未见液性密度影。右上肺大片实变影，较 2014 年 10 月 27 日片右肺上叶病灶明显进展，考虑感染性病变可能大，右侧新发少量胸水；余两肺少许感染性病变伴左下肺空洞，较前片相仿。

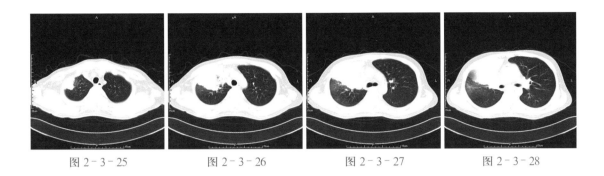

| 图 2 - 3 - 25 | 图 2 - 3 - 26 | 图 2 - 3 - 27 | 图 2 - 3 - 28 |

图 2 - 3 - 25 至图 2 - 3 - 28 为 2014 年 12 月 1 日胸部 CT：右肺上叶见片状密度增高影，部分不张，左肺下叶见一空洞影，壁薄光滑，大小约 3.7 cm×3.6 cm，周围见条索影；另两肺内见散在结节状、片絮状密度增高影，纵隔见肿大淋巴结影，两侧胸膜局部增厚，两侧胸腔内未见液性密度影。右肺上叶大片实变影，余两肺少许感染性病变伴左肺下叶空洞。

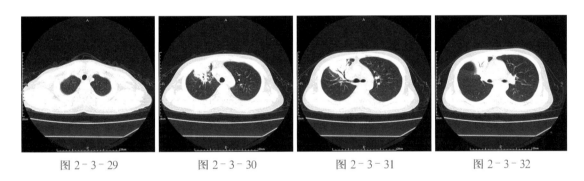

| 图 2 - 3 - 29 | 图 2 - 3 - 30 | 图 2 - 3 - 31 | 图 2 - 3 - 32 |

图 2 - 3 - 29 至图 2 - 3 - 32 为 2015 年 2 月 4 日 CT 胸部 CT：右肺上叶见大片实变影，部分不张，内见支气管充气征，周围见较多卫星灶；左肺下叶见圆形空洞影，壁薄光滑，大小约 4.5 cm×4.2 cm，周围见少许条索状密度增高影；另两肺内见少许结节状、片絮状密度增高影，纵隔未见肿大淋巴结影，两侧胸膜局部增厚，心包少量局限性积液。肺结核复查病例，两肺感染性病变及左下肺空洞，考虑结核可能大，与 2015 年 12 月 1 日老片比较右上肺病灶好转，左下肺空洞相仿。

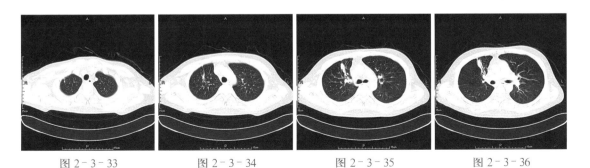

| 图 2 - 3 - 33 | 图 2 - 3 - 34 | 图 2 - 3 - 35 | 图 2 - 3 - 36 |

图片说明：图 2-3-33 至图 2-3-36 为 2015 年 8 月 10 日胸部 CT：右肺上叶见结节影及片状实变影，部分不张，内见支气管影；左肺下叶见圆形空泡，壁薄光滑，直径约 4.8 cm，周围见少许斑片、条索影；另两肺内见少许索条影，纵隔内见小淋巴结影，两侧胸膜局部增厚。两侧腋窝及锁骨上见大小不等的淋巴结。肺结核复查病例：两肺感染性病变伴左下肺空泡，较 2015 年 2 月 4 日片右上肺炎症稍有好转，左下肺病灶较前相仿。两侧腋窝及锁骨上大小不等的淋巴结。

病情简介：患者，青年男性，因"发热伴咳嗽咳痰半月"入院。患者 3 个月前明确诊断隐球菌脑膜炎，行正规抗隐球菌治疗后应用氟康唑、氟胞嘧啶口服维持治疗，抗 HIV 治疗 2 月半。半月前出现发热，体温最高 39 ℃，伴咳嗽，较多白色黏痰，外院抗感染治疗无效。

入院检查：2014 年 10 月 28 日痰抗酸杆菌涂片阳性（＋＋）；2014 年 11 月 25 日痰培养见结核分枝杆菌复合群，利福平和乙胺丁醇敏感，链霉素和异烟肼耐药；2015 年 1 月 29 日痰培养见分枝杆菌生长，MPB64 阴性。

诊断：AIDS、继发性肺结核涂阳培阳初治、非典型性分枝杆菌肺病。

治疗经过：首先给予常规四联 HREZ 抗结核治疗，后根据分枝杆菌鉴定及药敏结果给予利福平、吡嗪酰胺片、乙胺丁醇片、莫西沙星片、对氨基水杨酸异烟肼片、丙硫异烟胺肠溶片抗结核分枝杆菌治疗。再次痰培养结果提示非结核分枝杆菌（NTM）生长，加用阿奇霉素同时抗 NTM 治疗。

诊疗要点：①抗结核分枝杆菌治疗效果不佳首先考虑耐药结核，尽量获得药敏结果，按照耐药结核治疗。②明确诊断的结核分枝杆菌感染经治疗效果不佳，需考虑同时合并 NTM 感染可能。

（刘　莉　卢洪洲）

第四节　肺部真菌感染

AIDS 患者常见继发肺部真菌感染包括 PCP（详见本章第一节）、念珠菌感染、隐球菌感染、马尔尼菲篮状菌病、曲霉菌病等。

肺念珠菌病急性期病变可呈化脓性，慢性期为肉芽肿性。临床上可呈支气管炎型，即表现为刺激性咳嗽，咳白色黏痰或类似硬块状痰，呈酵母样臭味，有时痰中带血丝甚至出现咳血。病变进展为肺炎时则表现为高热、咳嗽、呼吸困难、咳血、双肺啰音和外周白细胞增高。慢性过程者表现为慢性肺炎或类似肺结核空洞形成，大多合并有细菌和其他真菌感染，可伴有胸膜炎或胸腔积液。X 线检查显示大小及形状不一的均匀阴影，边界不清，呈斑片状或结节状，病灶部位经常变换，部分患者可见局灶性空洞，一般较少累及肺尖，如为血行播散，肺内呈小结节或大小不等的融合结节或实质浸润。首选氟康唑（首剂 400 mg，之后 200 mg 口服或静滴 1 次/d），病情较重伴高热或肺部病变广泛者剂量加大至 200 mg 口服或静滴 1 次/12 h。如病原菌为非白念珠菌或耐药念珠菌则可选择伊曲康唑、两性霉素 B（或其脂质体）、卡泊芬净或伏立康唑。疗程根据治疗效果而定，肺部病灶基本吸收后方可停药。

肺隐球菌病临床可有或无症状，免疫功能低下者可表现为严重的进行性肺炎，伴有急性呼吸困难。可发生于肺的任何部位，X线表现可呈孤立的大球形病灶或结节性病灶，类似肿瘤，或弥漫性粟粒状阴影，可形成空洞，或为网状间质性浸润病灶。隐球菌荚膜抗原的乳胶凝集试验是隐球菌病最快速和最有诊断价值的方法。必要时可通过肺穿刺或通过支气管镜获取肺组织标本进行培养和组织病理学检查以明确。HIV感染者合并孤立性的肺部隐球菌感染，推荐使用氟康唑（首剂400 mg，之后200 mg口服或静滴1次/d）抗真菌治疗；不能耐受氟康唑的患者可以给予伊曲康唑（首剂400 mg，之后200 mg口服或静滴1次/d）；若伴有更严重的疾病，可以联合氟康唑和氟胞嘧啶（25～37.5 mg/kg，4次/d口服）治疗，疗程10周，随后用氟康唑（200 mg，1次/d，口服）终身维持治疗。

　　肺曲霉菌病主要表现为侵袭性肺曲霉菌病和阻塞性支气管曲霉菌病，症状有发热、呼吸困难、咳嗽、咯血、胸痛等。侵袭性肺曲霉菌病如果不予治疗会很快引起致命性呼吸衰竭。胸部X线检查，肺部多数病灶呈局灶性和实质性病变，也可表现为弥漫性间质性肺炎或肺梗死。X线和CT扫描显示空洞内有真菌球是其特征性表现。有时影像学表现为晕轮征，即在结节病灶周围围绕着一层薄的气体阴影，提示坏死灶中有空洞形成。有些患者可表现为肺部弥漫性浸润病灶。约1/3的患者肺上可出现厚壁空洞（多数位于肺上叶），20%的患者可表现为单侧或双侧弥漫性或结节性浸润。诊断需通过支气管镜获取肺组织进行培养和组织病理学检查加以明确。曲霉菌半乳糖甘露聚糖抗原是目前国际上公认的曲霉菌病的诊断方法。侵入性曲霉菌病建议首选使用伏立康唑（首剂400 mg静滴，之后200 mg 1次/12 h静滴）进行治疗，也可使用两性霉素B，不能耐受或治疗无效者可选用卡泊芬净（首剂70 mg静滴，之后50 mg 1次/24 h静滴）。对于肺曲霉菌瘤可进行手术治疗。

　　马尔尼菲篮状菌病常为全身播散性，累及肺部时可表现为两肺弥漫粟粒样病灶，与粟粒性肺结核难以鉴别，也可表现为单一或多发的结节病灶，必要时需要支气管镜或肺穿刺检查以明确。播散感染时血培养或骨髓培养可助明确。治疗首选两性霉素B，2周后序贯伊曲康唑口服液治疗，总疗程3个月。

一、肺隐球菌病

• 病例（一）•

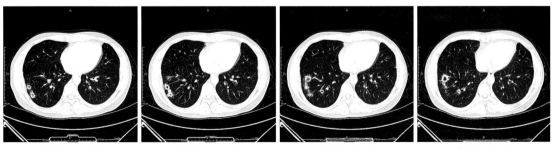

图2-4-1　　　　　　图2-4-2　　　　　　图2-4-3　　　　　　图2-4-4

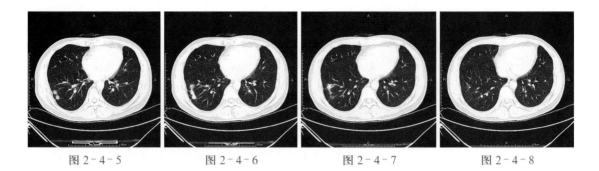

| 图 2-4-5 | 图 2-4-6 | 图 2-4-7 | 图 2-4-8 |

图片说明：图 2-4-1 至图 2-4-4 为抗隐球菌治疗前。图 2-4-5 至 2-4-8 为口服氟康唑抗隐球菌治疗 6 个月后。

病情简介：患者，青年男性，因"发现 HIV 抗体阳性 1 周"入院。患者入院前 2 周 HIV 抗体确诊阳性，CDC 查 CD4+T 63 cells/μl，HIV 载量 43 300 copies/ml，准备开始抗病毒治疗，患者除心情紧张外无其他特殊不适。

入院检查：痰结核菌涂片、培养均为阴性；血隐球菌抗原乳胶凝集试验阳性，1：512；脑脊液隐球菌涂片、培养均阴性。

诊断：AIDS、肺隐球菌病。

治疗经过：患者血隐球菌抗原乳胶凝集试验阳性，经腰椎穿刺，脑脊液隐球菌涂片培养均阴性，排除隐球菌脑膜炎，给予氟康唑 400 mg/d 抗隐球菌治疗后，病灶明显吸收。治疗有效。

诊疗要点：对于 CD4+T 细胞计数<100 cells/μl 初始抗病毒治疗的患者，在治疗前进行血隐球菌抗原乳胶凝集试验的筛查可早期发现隐球菌病。口服氟康唑治疗即可控制肺隐球菌病，疗效-效益比高。

（刘　莉　卢洪洲）

• 病例（二）•

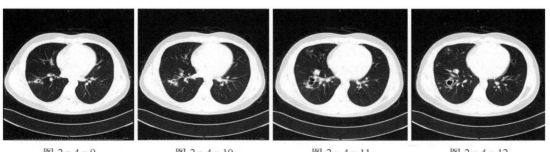

| 图 2-4-9 | 图 2-4-10 | 图 2-4-11 | 图 2-4-12 |

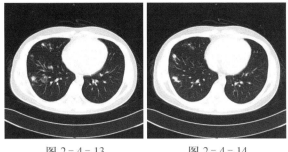

图 2-4-13　　　　　　　　图 2-4-14

图片说明：图 2-4-9 至图 2-4-14 是明确诊断为隐球菌脑膜炎时胸部 CT 表现：右肺见多发结节影，局部内见空洞，左肺实质内未见异常密度影，两肺门不大，纵隔和两肺门未见肿大淋巴结影，右侧胸膜局部增厚，两侧胸腔内未见液性密度影。右肺病变伴空洞形成。

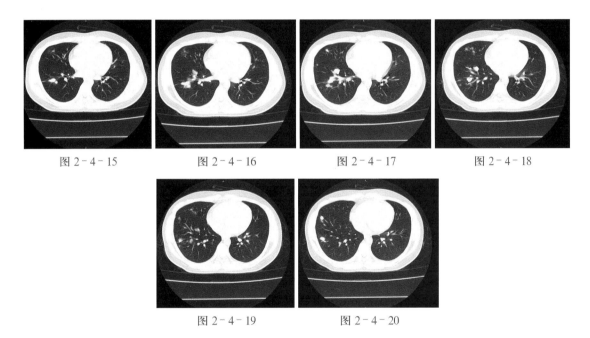

图 2-4-15　　　　图 2-4-16　　　　图 2-4-17　　　　图 2-4-18

图 2-4-19　　　　　　　　图 2-4-20

图 2-4-15 至图 2-4-20 为氟康唑维持抗隐球菌阶段胸部 CT 表现：右肺中下叶见多发结节状密度增高影，周围见小片状模糊影，右侧胸膜局部增厚，左肺内未见明显异常密度影；两肺门不大，纵隔未见肿大淋巴结影，两侧胸腔内未见液性密度影。右肺中下叶多发结节。

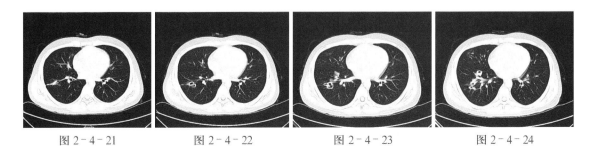

图 2-4-21　　　　图 2-4-22　　　　图 2-4-23　　　　图 2-4-24

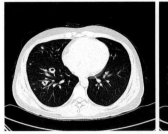 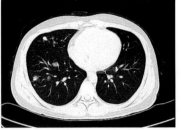

图 2-4-25　　　　　　　　　　　　图 2-4-26

图 2-4-21 至图 2-4-26 为经加强抗隐球菌治疗后 5 个月胸部 CT 表现：病灶较前明显吸收。

病情简介：患者，青年男性，因"隐球菌脑膜炎治疗两月余，反复发热两周"入院。患者 3 月前发热头痛，偶有呕吐。发热时体温 38.5 ℃左右。头痛逐渐加重，伴有头胀头晕。HIV 抗体确诊阳性，入院后查脑脊液隐球菌涂片及培养阳性，乳胶凝集试验阳性。给予两性霉素 B、伏立康唑、氟胞嘧啶抗隐球菌治疗 2 月后，脑脊液培养阴性，改为氟康唑维持治疗。两周前又开始发热，体温 38 ℃左右，无咳嗽、咳痰等不适。

检查结果：痰结核菌涂片、培养均为阴性；血隐球菌抗原乳胶凝集试验阳性，1：1 024；肺穿刺病理报告：肺间质炎细胞浸润，纤维组织增生，查见真菌孢子，PAS（＋），六胺银（＋）。根据形态考虑隐球菌感染。

诊断：AIDS、肺隐球菌病、隐球菌脑膜炎。

治疗经过：患者隐球菌脑膜炎诊断明确，肺病病灶考虑为同一病原体所致。单用氟康唑维持抗隐球菌治疗后，出现发热、肺病病灶进展，出现新发病灶，经肺穿刺仍诊断为隐球菌病，后采用氟康唑联用氟胞嘧啶方案加强抗隐球菌治疗。患者发热消失，肺部病灶好转，治疗有效。

诊疗要点：在隐球菌脑膜炎维持治疗阶段，肺部原有病灶的进展在排除细菌、结核的基础上也要考虑隐球菌控制不佳或肿瘤可能，可行经皮肺穿刺明确诊断。

（刘　莉　卢洪洲）

· 病例（三）·

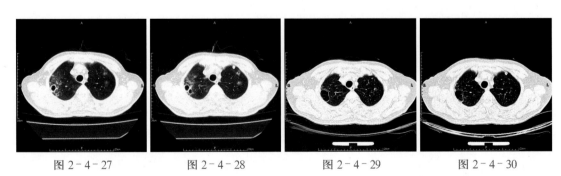

图 2-4-27　　　　　图 2-4-28　　　　　图 2-4-29　　　　　图 2-4-30

图片说明：图 2-4-27 与图 2-4-28 抗隐球菌治疗前情况。图 2-4-29 与图 2-4-30 是口服氟康唑抗隐球菌治疗 12 个月后的情况。

病情简介：发热 9 天，HIV 抗体阳性 2 天。患者 2016 年 8 月 11 日无明显诱因下出现发热,体温不超过 39 ℃。伴有少许咳嗽,无明显咯痰、气促、胸痛。当天患者至上海新华医院就诊,查胸部 CT 提示两肺炎症、右下肺为重,表现为片状渗出伴空洞。上海新华医院给予消炎治疗 1 天,症状无明显缓解、出院。8 月 17 日至上海肺科医院就诊,给予美洛西林钠舒巴坦钠治疗,症状缓解。8 月 18 日 HIV 初筛试验阳性,现为进一步诊治入院。

检查结果:CD4 绝对值 32 cells/μl,具体结果见表 2 - 4 - 1。

表 2 - 4 - 1　具体检查及结果

日　　期	标　　本	检测项目	结　　果
2016 - 8 - 22	痰 血 痰	结核菌涂片 隐球菌乳胶凝集试验 培养	阴性 1 : 1 280 新生隐球菌生长
2016 - 8 - 23	CSF CSF	隐球菌涂片 隐球菌乳胶凝集试验	阴性 阴性
2016 - 8 - 29	CSF	真菌培养	阴性
2016 - 10 - 9	CSF	分枝杆菌培养	阴性
2016 - 10 - 18	痰	分枝杆菌培养	阴性

诊断:AIDS、肺隐球菌病。

治疗经过:患者血隐球菌抗原乳胶凝集试验阳性,腰椎穿刺脑脊液(CSF)隐球菌涂片培养均阴性,排除隐球菌脑膜炎,给予氟康唑 400 mg/d 抗隐球菌治疗后,病灶明显吸收。治疗有效。

诊疗要点:对于艾滋病患者的肺部空洞,首选考虑结核或真菌感染所致。应进行痰结核菌涂片及培养、痰真菌培养及鉴定以及血隐球菌抗原乳胶凝集试验进行鉴别诊断。该患者肺部病变以空洞及结节性病变为主,血乳胶凝集试验阳性、痰培养新生隐球菌生长,均支持肺隐球菌病诊断。口服氟康唑治疗即可控制肺隐球菌病,疗效-效益比高。

(刘　莉　卢洪洲)

二、马尔尼菲篮状菌病

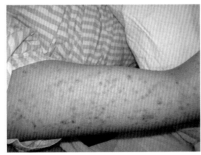 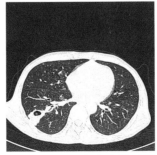 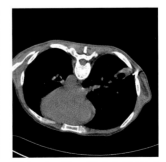

图 2 - 4 - 31　患者入院时上肢皮疹形态　　图 2 - 4 - 32　患者入院时肺部 CT 断层扫描　　图 2 - 4 - 33　患者入院第二天行肺穿刺时 CT 断层扫描

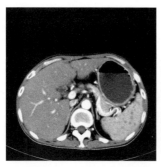 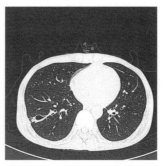

图 2-4-34　患者入院时腹部　图 2-4-35　患者治疗后肺部
　　　　　　CT 断层扫描　　　　　　　　　CT 断层扫描

病情简介：患者，中年男性，因"反复发热伴皮疹 1 月"入院。患者 1 月前开始反复发热，伴咳嗽，体温波动为 38～39.5 ℃，于当地医院查胸部 CT 提示肺部感染，予头孢哌酮钠舒巴坦钠抗感染治疗后，症状反复，后医院查 HIV 抗体初筛阳性，并经 CDC 确诊，考虑肺部不排除合并真菌感染，予伏立康唑治疗 5 天后体温好转，患者自动出院。院外间歇发热，每次输注伏立康唑后均能使体温下降至正常，每次体温下降后均自行中断治疗。患者病情反复，治疗效果差，为求诊治入我院。

入院检查：CD4 绝对值 53 cells/μl；肺穿刺病理结果（见图 2-4-34）：肺泡隔增宽，炎细胞浸润，局部性肺实变，另见肺实变区细胞内、外真菌孢子，考虑肺部真菌感染，倾向马尔尼菲篮状菌；CD4 百分比：11％；CD4/CD8 比值：0.18；真菌 D-葡聚糖检测 65.28 pg/ml；血培养报告：马尔尼菲篮状菌生长＋＋＋＋；肺穿刺液培养结果：马尔尼菲篮状菌生长。腹部 CT 影像显示（见图 2-4-35）：肝脏炎症、脾内异常密度影、肠壁改变、腹腔内多发肿大淋巴结。

诊断：AIDS、播散性马尔尼菲篮状菌病。

治疗经过：予 HAART，方案为司他夫定＋拉米夫定＋依非韦伦，静脉使用两性霉素 B 治疗 2 周，剂量为 0.6 mg/（kg·d），再口服使用伊曲康唑口服液，剂量为 400 mg/d。治疗后复查肺部 CT（图 2-3-36）见病灶较入院时吸收，血培养未见马尔尼菲篮状菌生长。

诊疗要点：肺部影像学符合真菌表现，如不能明确真菌类型，药物选择有困难。伏立康唑为广谱抗真菌药物，对马尔尼菲篮状菌有效，但不是首选，疗效-效益比低。明确诊断后，应用两性霉素 B 序贯伊曲康唑治疗，经济而且疗效好。

（刘　莉　卢洪洲）

三、肺孢子菌肺炎合并肺隐球菌病

病情简介：此例为肺孢子菌肺炎合并肺隐球菌病例。患者，男性，39 岁，因"发现 HIV 感染 5 年余，左眼视物模糊 1 周"入院。患者入院 5 年前自行检测 HIV 抗体阳性，当时 CD4 计数不详，一直未行抗病毒治疗。3 年前曾患"肺孢子菌肺炎"，给予 SMZ 抗感染治疗，但仍拒绝服用抗病毒药物。此次入院 1 周前左眼出现视物模糊至我院眼科就诊，眼底检查提示"巨

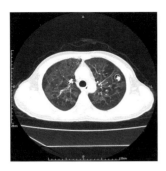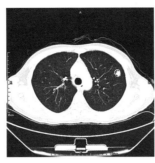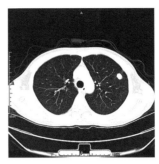

图 2 - 4 - 36 两肺弥漫间质 病变，左上肺 空洞 　图 2 - 4 - 37 两肺间质病变 吸收，左上肺 空洞 　2 - 4 - 38 左上肺隐球菌结 节病灶

细胞病毒（CMV）视网膜炎"可能，病程中患者无明显发热，无咳嗽、咳痰，无胸闷气急，无头晕、头痛，无恶心、呕吐等不适主诉，为求进一步诊治，门诊拟"艾滋病、巨细胞病毒视网膜炎"收治入院。

入院检查：眼科检查：左眼角膜后沉着物（KP＋），前房浮游细胞，玻璃体轻度浑浊。眼底：视盘及视网膜大范围坏死，出血。口腔可见白斑。其余未见明显阳性体征。入院辅助检查：胸部 CT 平扫提示：两肺弥漫性病变，PCP 可能大；左上肺前段空洞，合并真菌感染可能大。CD4 绝对值 2 cells/μl，CD4/CD8 比值 0.01。血隐球菌抗原乳胶凝集试验快速检测阴性。T‐SPOT. TB 阴性。

治疗经过：给予 HAART、SMZ 抗 PCP，氟康唑（200 mg，1 次/d）抗真菌，更昔洛韦抗 CMV。1 个月后复查间质病灶吸收，空洞病灶考虑真菌感染，继续口服氟康唑抗真菌 3 个月，之后随访复查左肺结节病灶变化不明显。遂给予 CT 引导下肺结节穿刺活检术，穿刺液涂片找到隐球菌，病理亦提示隐球菌感染。遂将氟康唑改为每日 400 mg 口服，因效果不佳，改为伊曲康唑抗真菌 3 个月，病灶较前缩小。目前患者仍在随访中。

（王珍燕　卢洪洲）

四、慢性肺曲霉菌病

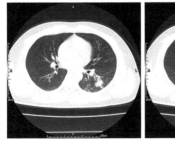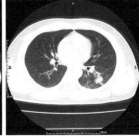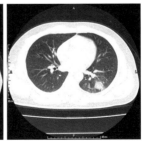

图 2 - 4 - 39 　　　　　图 2 - 4 - 40 　　　　　图 2 - 4 - 41

病情简介：患者男性，34 岁，因"确诊 HIV 感染一年余，间断咳血半年"于 2015 年 12 月 7 日入院。患者入院一年余前确诊 HIV 感染，未予重视和治疗。半年前无明显诱因下出现咳血，多为痰中带血，晨起多见为暗红色痰血，偶可见血块，痰无腥臭味，静置无分层，于当地医院就诊，喉镜检查未见明显病症，行胸部 CT 提示肺结核，予以 HRZE 抗结核治疗，2 周后（2015 年 7 月）开始抗病毒治疗，方案为替诺福韦＋拉米夫定＋依非韦仑，服用抗病毒药物期间无明显不适主诉。患者半年来咳血反复，劳累或着凉后自觉咳血增多，无明显胸闷、气促，无大口咳血，无畏寒、发热等不适主诉。

入院检查：CD4 计数 239 cells/μl，真菌 D-葡聚糖检测 155.70 pg/ml，隐球菌抗原乳胶凝集试验快速检测阴性，C 反应蛋白＜3.28 mg/L，T-SPOT 阴性，反复查痰抗酸杆菌阴性，给予 CT 引导下肺穿刺检查（图 2-4-39，图 2-4-40，图 2-4-41），结果提示：送检为曲霉菌，少量纤维组织炎细胞 PAS（＋），抗酸染色（－），考虑肺曲霉菌病。

诊断：AIDS 合并曲霉菌病。

治疗经过：给予伊曲康唑抗真菌 10 个月，复查胸部 CT 病灶稍吸收，但患者咳血无好转，遂于 2016 年 11 月 1 日在全麻下行"左下肺叶切除术"，切除病变组织病理检查亦提示曲霉菌感染。

（王珍燕　卢洪洲）

五、侵袭性肺曲霉菌病

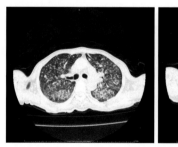 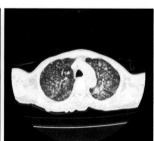 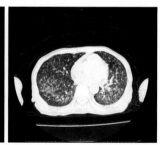

图 2-4-42　　　　　　　　图 2-4-43　　　　　　　　图 2-4-44

病情简介：患者男性，49 岁，因"乏力、消瘦半年余，皮疹伴高热 4 天"于 2015 年 2 月 8 日入住我院。患者入院前半年开始反复出现口腔破溃、疼痛，解稀便，伴有乏力、消瘦。1 月余前因"腹痛"就诊当地医院，检查发现"阑尾脓肿"，抗感染治疗后病情好转，其间发现 HIV 抗体阳性并由当地疾控中心确诊，查 CD4 计数 4 cells/μl，于 2015 年 1 月 27 日入住当地医院。胸部 CT 示两中下肺纹理增多。粪常规示胶冻状，脓细胞 6～10/HP，考虑肠道细菌感染，同时患者口腔内见较多白色腐状物覆盖，舌面见较多溃疡，考虑真菌感染，予以氟康唑抗真菌、头孢曲松钠抗细菌，患者病情好转。2 月 3 日患者出现皮疹，伴有明显瘙痒，停用头孢曲松钠，但患者皮疹仍进行性加重，伴有持续高热，予以激素、葡萄糖酸钙抗过敏治疗仍无好转，为求进一步诊治转来我院。

入院检查：口腔内可见多发溃疡，舌面可见白斑覆盖。全身皮肤满布暗红色斑丘疹，部分融合成片状。前额皮疹处皮肤破溃，背部可见一皮疹处皮肤破溃，生殖器皮肤表面多发破溃。

诊断：AIDS,剥脱性皮炎,口腔真菌感染。

治疗经过：给予甲泼尼龙和人免疫球蛋白抗过敏,加强补液、补充电解质以及防治感染用药,患者皮肤剥脱未再进展,皮肤剥脱处有红色新生皮肤长出。之后逐渐减少甲泼尼龙用量,停用丙种球蛋白。患者于2月28日再次发热,复查胸部CT(图2-4-42至图2-4-44)提示两肺病变伴两侧胸腔积液,较前明显进展。痰培养曲霉菌生长。明确诊断"侵袭性肺曲霉菌病",加用卡泊芬净抗曲霉菌治疗,继续抗感染以及营养支持等治疗,患者病情危重,预后不佳,3天后家属要求自动出院。后电话随访患者已死亡。

(王珍燕　卢洪洲)

六、空洞型肺曲霉菌病

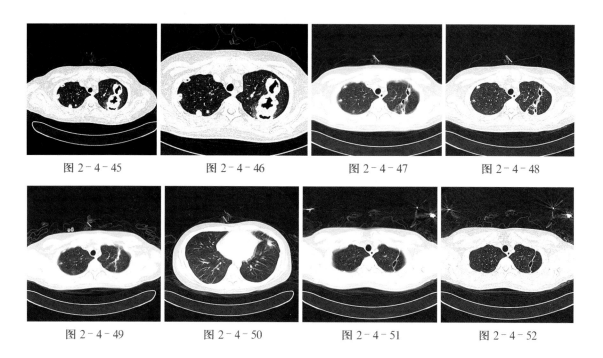

图2-4-45　　　　图2-4-46　　　　图2-4-47　　　　图2-4-48

图2-4-49　　　　图2-4-50　　　　图2-4-51　　　　图2-4-52

图片说明：图2-4-45和图2-4-46为2011年7月25日入院时胸部CT表现：双肺多发大小不等结节影,部分病变内可见空洞形成,洞壁不规整,部分空洞内见软组织密度结节,部分病灶周围晕征,增强扫描病灶强化不明显,病灶邻近胸膜增厚。图2-4-47和图2-4-48为2011年9月14日(抗曲霉菌治疗6周)复查胸部CT的情况。图2-4-49和图2-4-50为2011年10月19日(抗曲霉菌治疗10周)复查胸部CT表现。图2-4-51和图2-4-52为2012年2月10日(抗曲霉菌治疗半年)复查胸部CT表现。

病情简介：此例为AIDS合并空洞型肺曲霉菌病例。患者为23岁男性,因"确诊HIV感染2个月,左膝外伤1个月,咳嗽咳痰1周"入院。患者3个月前体检发现血小板减少(2011年4月26日血小板计数$43 \times 10^9/L$),无明显出血表现,就诊当地医院,予口服甲强龙及达那唑治疗(截至入院前仍未停止)。入院前2个月筛查HIV抗体阳性,查CD4计数298 cells/μl,确诊 AIDS,遂予齐多夫定、拉米夫定、克力芝抗病毒治疗。1 个月前不慎摔倒,左膝部着地,当时出现左膝部皮肤擦伤,有渗血,在当地医院予以换药等处理,创面范围逐渐缩小。2 周前患者外用"云南白药"后,左膝皮肤破损范围开始扩大,约 5 cm×7 cm 大小,周围皮肤发红,有黑痂形成,与正常组织界限不清,并有渗液。就诊外院,予以换药、消炎等处理,建议待皮肤坏死界限清楚后行皮瓣修复术。入院前 1 周开始出现咳嗽咳痰,咳棕色黏液痰或黄绿色脓痰,为求进一步治疗于 2011 年 7 月 20 日来我院就诊。

入院检查:CD4 计数 145 cells/μl;胸部 CT(2011/07/25,图 2-4-45、图 2-4-46):双肺多发大小不等结节影,部分病变内可见空洞形成,洞壁不规整,部分空洞内见软组织密度结节,部分病灶周围晕征,增强扫描病灶强化不明显,病灶邻近胸膜增厚。肺门区气管支气管影未见异常。纵隔未见肿大淋巴结。心包增厚,可见液性密度影。胸腔未见积液;痰培养见曲霉菌、铜绿假单胞菌、肺炎克雷伯菌肺炎亚种生长。

诊断:AIDS、肺曲霉菌病、细菌性肺炎(铜绿假单胞菌、肺炎克雷伯菌),左膝外伤伴感染。

治疗经过:①继续 HAART,调整方案为替诺福韦+拉米夫定+拉替拉韦钾片/克立芝;②先后予以伏立康唑、卡泊芬净和伊曲康唑抗曲霉菌治疗;③头孢他啶和异帕米星抗细菌;④左膝部外科清创处理并给予皮瓣移植;⑤因复查血小板恢复正常,激素和达那唑逐渐减量至停用。后患者症状逐渐好转,复查胸部 CT 病灶逐步吸收。

诊疗要点:对于侵袭性曲霉菌的抗真菌治疗,2016 美国感染病学会(IDSA)推荐使用伏立康唑作为主要治疗用药,替代治疗用药包括两性霉素 B 脂质体、艾沙康唑或两性霉素 B 其他脂质制剂,确诊患者可考虑伏立康唑和棘白菌素联合治疗,疗程至少 6~12 周,依患者免疫状态、病灶部位而定。

该病例初期给予伏立康唑注射液,考虑到伏立康唑与克力芝存在相互作用,将抗病毒治疗方案改为:替诺福韦、拉米夫定、拉替拉韦钾。因患者经济条件,停用自费药物拉替拉韦钾,改为国家免费抗病毒药物克力芝,遂将抗真菌药物改为卡泊芬净,病情缓解后序贯为伊曲康唑口服液维持治疗。抗曲霉菌总疗程为 7 个月。

(王珍燕　卢洪洲)

第五节　重症肺炎(多重感染)

艾滋病患者肺部继发单一或多种病原体感染均可导致重症肺炎,如重症 PCP 可导致急性呼吸窘迫综合征,引起 I 型呼吸衰竭。多种病原体同时感染也较为常见,包括细菌、真菌、病毒、结核等。如 PCP 同时合并细菌感染、肺结核同时合并肺部真菌感染等。多种病原体同时感染使临床症状变得更为复杂和严重,诊断也较为困难,多依赖临床表现、影像学表现及痰涂片及培养等检查以明确。如合并多重耐药菌感染,如耐甲氧西林金黄色葡萄球菌(MRSA)、超广谱 β 内酰胺酶肠杆菌(ESBL)、铜绿假单胞菌、嗜麦芽窄食单胞菌、鲍曼不动杆菌等,需要根据药敏试验来选择合适抗生素。AIDS 合并重症肺炎死亡率高,临床需要给予综合诊治,包括呼吸辅助支持、覆盖多种病原体的强效抗生素使用等。

本节主要介绍粟粒性肺结核合并溶血葡萄球菌肺炎。

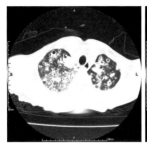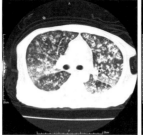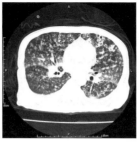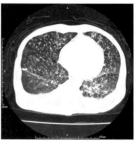

图 2-5-1　　　　　　图 2-5-2　　　　　　图 2-5-3　　　　　　图 2-5-4

图片说明：图 2-5-1 至图 2-5-4 胸部 CT：两肺弥漫性病变伴多发小空洞形成。

病情简介：此例为 AIDS 合并粟粒性肺结核病例。患者男性,57 岁,因"乏力纳差 3 个月,发现 HIV 抗体阳性 1 天"入院。患者入院前 3 个月开始出现乏力纳差,症状进行性加重,伴咳嗽咳痰,入院前 1 周至上海东方医院就诊,完善检查,血红蛋白 66 g/L,CT 提示右肺上叶占位、两肺弥漫病灶、纵隔多发肿大淋巴结、右侧胸腔少量积液、肝门区及腹膜后多发软组织密度影。血钾 2.21 mmol/L。给予美罗西林/舒巴坦及左氧氟沙星抗感染治疗,补充铁剂、叶酸、钾等支持治疗,症状无明显改善。CD4 百分比 9.6%,住院期间查 HIV 抗体阳性,并由上海市 CDC 确认,遂转入我院进一步诊治。患者自发病以来,精神可,胃纳可,睡眠可,大便如常,小便如常,体力较前明显下降,体重下降 10 余千克。

入院检查：神志清,精神萎靡。体形消瘦。口腔可见白斑。两肺散在啰音,心率 92 次/分,心律齐,未及杂音。两下肢轻度水肿。辅助检查：白细胞计数 2.18×10^9/L,血红蛋白 65.00 g/L,血小板计数 75×10^9/L,中性粒细胞百分比 96.30%;白蛋白 15.60 g/L,钾 2.58 mmol/L,钠 134.00 mmol/L,氯 96.10 mmol/L,血尿素氮 11.60 mmol/L,肌酐 98.50 μmol/L;C 反应蛋白 123.00 mg/L;血隐球菌抗原检测阴性;CD4 绝对值 2 cells/μl,CD4/CD8 比值 0.21;胸部 CT：两肺弥漫性病变伴多发小空洞形成,纵隔内多发肿大淋巴结,考虑结核或 MTM 合并真菌感染可能大;两侧胸腔积液。腹腔内多发肿大淋巴结。痰荧光染色抗酸杆菌涂片++++。

诊断：粟粒性肺结核,AIDS。

治疗经过：给予抗结核治疗,并输血、静脉营养及补充白蛋白等对症支持治疗。病程中痰培养：溶血葡萄球菌阳性,加用去甲万古霉素抗感染,并予 SMZ 和氟康唑预防用药,患者病情逐渐好转。

（王珍燕　卢洪洲）

第六节　卡波西肉瘤

卡波西肉瘤（Kaposi's sarcoma）又称为多发性特发性出血性肉瘤（multiple idiopathic hemorrhagic sarcoma）,通常分为经典型和艾滋病相关性两种类型。经典的卡波西肉瘤在 1872 年首先由匈牙利皮肤病学家卡波西（Kaposi）描述。卡波西肉瘤是艾滋病患者最常见的机会性肿瘤之一,也是第一个被发现与艾滋病相关的恶性肿瘤。

卡波西肉瘤的病情进展可快可慢。典型的临床表现为皮肤黏膜、内脏和/或淋巴组织的单一或多发病变。卡波西肉瘤的预后差异很大，某些患者可长期稳定，但有些患者病情则恶化迅速。常见好发部位包括皮肤、口腔、胃肠道及肺部等。确诊有赖于组织活检，应进行切片活检，而非针刺活检。卡波西肉瘤的治疗应考虑许多因素，如病变的程度和部位、患者的耐受性、肿瘤产生的症状等，治疗需要个体化。HAART 后免疫功能重建对轻度的肿瘤起到抑制作用。对初次接受抗病毒治疗的患者，如抗病毒治疗后肿瘤不再增大，可观察一段时间而不必立即开始抗肿瘤治疗。目前，美国 FDA 批准用于治疗卡波西肉瘤有 5 个代表性药物：9-顺式视黄酸凝胶（局部用药）、脂质体阿霉素、脂质体柔红霉素、紫杉醇、α 干扰素。

• 病例（一） •

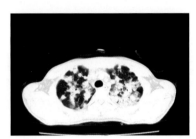

图 2-6-1

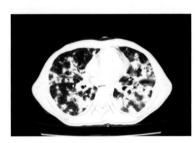

图 2-6-2

图片说明：胸部 CT：两肺上叶见弥漫分布斑片样密度增高影，沿支气管血管束分布，呈蟹足样改变，边缘模糊。纵隔内（2R、4R、7、10L）见多发肿大淋巴结。两侧胸膜局部增厚，两侧胸腔见液性密度影。双侧腋窝见少许淋巴结肿大。双肺卡波西肉瘤可能，纵隔淋巴结肿大；两侧胸腔少量积液。

病情简介：患者，中年男性，因"发热、咳嗽、痰中带血 10 天，胸闷伴气促 7 天"入院。患者 4 年前体检发现 HIV 抗体阳性，并由当地疾控中心确诊，CD4 计数不详，患者未行 HAART。10 天前，患者无明显诱因下自觉咳嗽明显，伴痰中带血，伴发热，体温 38 ℃左右，入院 7 天前出现胸闷气促，进行性加重。无恶心呕吐，无畏寒寒战，就诊于温州市第一人民医院。入院检查：CD4 绝对值 17 cells/μl，胸部 CT 提示两肺多发肉芽肿性病变，为求进一步诊治收治入区。

入院检查：口腔黏膜及皮肤未见明显紫褐色肿块。两肺呼吸音粗，可闻及散在湿啰音。主要实验室检查结果：CD4 绝对值：10 cells/μl；T-spot：TB 抗原 A（ESAT-6）[0]（无反应性），T-SPOT.TB 抗原 B（CFP-10）[0]（无反应性）；痰结核菌涂片：荧光染色抗酸杆菌涂片阴性；真菌 D-葡聚糖检测＜10 pg/ml；胸部 CT 如图 2-6-1 和图 2-6-2 所示。肺穿刺病理报告：考虑卡波西肉瘤。

诊断：AIDS，卡波西肉瘤。

治疗经过：患者病情持续进展，出现呼吸衰竭，予以无创呼吸机辅助通气治疗。通过肺活检明确诊断为卡波西肉瘤，考虑肿瘤负荷大，化疗后可能出现肿瘤脱落导致窒息等并发症出现，第一次给予 20 mg 脂质体阿霉素化疗。化疗后，患者病情改善不明显，予以气管插管后家属放弃治疗。

诊疗要点：患者皮肤及黏膜均无明显蓝紫色卡波西肉瘤肿块，给诊断带来困难。对于肺部卡波西肉瘤广泛侵犯的患者，在等待病理诊断期间，病情可持续进展，即使化疗可能也无法逆转病情。卡波西肉瘤虽然为良性肿瘤，化疗敏感，预后较好，但仍需要早期及时诊断、处理,否则仍是致命性的。

(刘 莉 卢洪洲)

• 病例(二) •

病情简介:患者 68 岁,男性。2016 年 3 月 13 日因出现左
侧肢体障碍,在上海市普陀区人民医院住院诊断脑梗死、高血
压,给予治疗后病情好转,他人帮助下可行走。同时发现双上
肢、颈部、躯干反复出现紫红色较硬皮疹,有痒感,无疼痛不适。
病后自觉左侧胸部紧束感、气促,时有咳痰,痰中带少许血丝,
无胸痛、呼吸困难;易出现进食哽噎感。曾多次在上海市普陀
区人民医院住院治疗。上述症状时好时坏,8 月 24 日发现 HIV
抗体待复查,为进一步诊治入院。

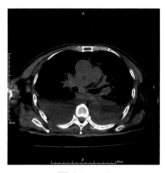

图 2 - 6 - 3

入院检查:患者入院后接受皮肤活检。

诊断与治疗:明确诊断为卡波西肉瘤,给予多柔比星脂质体 20 mg 化疗 4 次(9 月 14 日、
9 月 27 日、10 月 11 日、10 月 30 日),用后皮肤及肺部病变有所改善。9 月 19 日开始
HAART:替诺福韦、拉米夫定、依非韦仑。1 周后双侧胸腔积液加重,患者出现胸闷症状,经
过胸腔穿刺闭式引流等治疗后症状缓解。患者反复呃逆、纳差、呕吐,胃镜提示卡波西肉瘤。
11 月 14 日、11 月 28 日分别予以多柔比星脂质体 32 mg 化疗 1 次,病情缓解后出院。

(齐唐凯)

• 病例(三) •

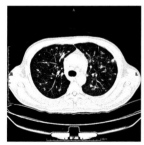 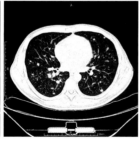 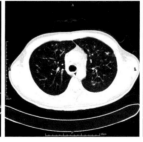 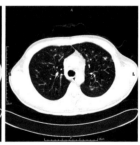

| 图 2 - 6 - 4 | 图 2 - 6 - 5 | 图 2 - 6 - 6 | 图 2 - 6 - 7 |

图片说明:图 2 - 6 - 4 和图 2 - 6 - 5 为多柔比星脂质体化疗前胸部 CT 表现,图 2 - 6 - 6
和图 2 - 6 - 7 为多柔比星脂质体化疗 4 个疗程后胸部 CT 表现。

病情简介:患者,中年男性。因"反复发热咳嗽气促 4 个月加重 2 天,HIV 抗体阳性 1
周"入院。患者诉 4 月前出现发热咳嗽、活动后气促,至上海市肺科医院就诊,采用静脉抗感
染(具体不详)等治疗后发热咳嗽缓解。上海市肺科医院查 HIV 抗体初筛阳性,给予出院,出
院后患者未至我院就诊,仍有气促。4 月份再度出现发热咳嗽,体温最高 40 ℃,外院予抗感
染治疗,药物不详。1 周前获悉 HIV 确认试验阳性。2 天前再度出现发热咳嗽,为诊治入院。

入院检查:查体见神志清,精神欠佳。右腋下可及一 1.5 cm×1 cm 大小结节。右侧脸

颊可见一紫红色皮疹,稍凸出皮面。主要实验室检查结果:CD4 绝对值:13 cells/μl;T-spot:TB 抗原 A(ESAT-6)[0](无反应性),T-SPOT. TB 抗原 B(CFP-10)[1](无反应性);痰结核菌涂片:荧光染色抗酸杆菌涂片阴性;真菌 D-葡聚糖检测<10 pg/ml。胸部CT:两肺多发结节;腋下结节穿刺病理报告:(腋下肿块)梭形细胞增生性病变,细胞较丰富,可见核分裂象,抗酸染色(-),结合免疫组化考虑卡波西肉瘤。

诊断:AIDS、卡波西肉瘤。

治疗经过:患者通过腋下肿块活检明确诊断为卡波西肉瘤,给予 20 mg/m² 多柔比星脂质体化疗 4 次。化疗后,患者肺部结节病灶消失,治疗有效。

诊疗要点:在艾滋病患者中卡波西肉瘤是最常见的肿瘤,发病率达 35%,随着 HAART 广泛实施后发病率下降。在艾滋病患者中为播散性的皮肤黏膜和内脏侵犯。早期的卡波西肉瘤不易诊断,肺部病灶多发可继发细菌感染,造成病灶不典型。诊断需要病理活检支持。如仅侵犯皮肤而无内脏累及,考虑有效的抗 HIV 治疗及局部激光治疗。对播散性卡波西肉瘤应用化疗药物,药物进入皮肤和内脏的卡波西肉瘤,可抑止细胞生长和增生。皮损内化疗适用于局限的皮肤或黏膜卡波西肉瘤,化疗药物可选择多柔比星脂质体、长春新碱及紫杉醇,如有必要,可考虑药物联合化疗。

(刘　莉　卢洪洲)

第七节　肺　淋　巴　瘤

艾滋病相关性淋巴瘤(ARL)的发生率不断增高,特别是晚期患者。淋巴瘤是起源于淋巴造血组织的恶性肿瘤,是一种全身性病变,其肺部改变常为继发受侵犯所致。肺部淋巴瘤和全身其他部位的淋巴瘤一样,也分为霍奇金淋巴瘤(HL)和非霍奇金淋巴瘤(NHL),而以NHL 多见。肺淋巴瘤影像表现多样,结节或肿块型的病灶边缘棉絮状或其周围呈磨玻璃样,多合并肺内斑片、肺间质变,但最终诊断依靠病理。

一、肺弥漫大 B 细胞淋巴瘤

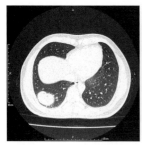 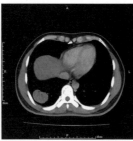 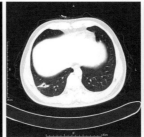 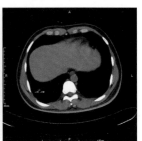

图 2-7-1　右肺病灶（化疗前）　　图 2-7-2　右肺病灶（化疗前）　　图 2-7-3　化疗后病灶明显缩小　　图 2-7-4　化疗后病灶明显缩小

图片说明：图 2-7-1 至图 2-7-4 为病理确诊肺弥漫大 B 淋巴瘤治疗前后的对比。

病情简介：患者男性,27 岁,因"HIV 抗体阳性 3 个月,肺部病变 3 个月"入院。患者入院前 3 个月开始无明显诱因下出现发热,体温 39 ℃左右,伴咳嗽,少痰,痰多为白色,易咳出。伴左前胸及右侧肝区疼痛。患者就诊于当地医院,行胸部 CT 见左肺上叶及右肺下叶团块影,予抗感染治疗后患者体温降至正常,但复查胸部 CT 未见病灶明显缩小。且仍有咳嗽不适,于 2 个月前入住本院。

入院检查：测 CD4 绝对值 5 cells/μl。

治疗经过：给予伊曲康唑抗真菌治疗,无明显不适。抗病毒治疗方案调整为：替诺福韦、拉米夫定、拉替那韦钠。胸部 CT 提示肺部结节,于 CT 引导下肺穿刺时吸出液体涂片：找到 1 条抗酸杆菌/50 视野。予抗结核治疗(异烟肼、利福布汀、乙胺丁醇、吡嗪酰胺)1 周。患者无明显不适,但复查胸部 CT 肺部病变无明显吸收。故将肺穿刺组织送至复旦大学附属肿瘤医院读片,行基因重排检查,最终检查结果为弥漫大 B 细胞淋巴瘤。予以 R-CHOP 方案化疗 8 次后复查肺部病灶明显吸收,目前随访无复发。

（张仁芳　卢洪洲）

二、浆液性渗出性淋巴瘤

病情简介：患者 49 岁,男性,2 月前出现咳嗽,伴有咳痰,为淡黄色及无色痰液。半月前逐渐出现胸闷、气急症状,夜间难以平卧,故 5 天前患者至附近住院(具体就诊资料患者未带来),胸部 CT 发现双侧胸腔积液,予以胸腔穿刺引流出淡黄色胸水,给予相应治疗但症状无改善,住院期间曾发生房颤,心室率 140 次/分。

入院检查：查体见呼吸急促,端坐体位。右下肺呼吸音低,中、下肺呼吸音降低、消失。CT 检查报告两侧胸腔积液伴邻近肺组织膨胀不全及炎症,心包少许积液,纵隔、颈根部、右心膈角及两侧腋窝淋巴结肿大。CD4 绝对值 155 cells/μl。给予胸

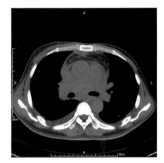

图 2-7-5　胸部 CT 提示两侧胸腔积液

腔闭式引流,引流出大量黄色胸腔积液。胸水总蛋白 29 g/L,白蛋白 15.7 g/L,腺苷脱氨酶(ADA)27 U/L,白细胞 848×10^6/L,单核细胞占 90%,红细胞 $5\,000\times10^6$/L。痰及胸水微生物检查无特殊阳性结果。胸水脱落细胞提示浆液渗出性淋巴瘤,但家属放弃化疗,给予抗感染及补液支持对症处理,病情进行性恶化,于入院 4 周时死亡。

（齐唐凯）

第八节　艾滋病合并肺癌

随着 HAART 的广泛开展,AIDS 患者的寿命不断延长,非 AIDS 相关疾病的发病率不断上升。中老年 AIDS 患者如肺部出现肿块样病灶,需警惕肺癌的可能。临床可无症状或

表现为刺激性咳嗽、咳血及阻塞性肺炎表现。由于肺癌影像学常表现为肿块样病灶,需与结核或真菌等感染性疾病,或卡波西肉瘤、淋巴瘤等 AIDS 相关肿瘤相鉴别。有时可能感染与肿瘤合并存在。诊断有赖病理检查,鳞癌或腺癌均可见。治疗原则同非 AIDS 患者。

一、肺结核合并大细胞肺癌

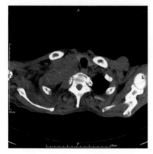

图 2-8-1　右肺尖肺癌

病情简介:患者为 64 岁男性。吸烟史 40 余年,每日 10 支。因反复咳嗽、咳痰、气促、发热至外院就诊,行胸部 CT 提示:慢支肺气肿及多发肺大泡并感染,两肺间质增生,渗出,左上肺蜂窝肺,肺门及纵隔多发淋巴结肿大,先后予美洛西林、帕珠沙星、亚胺培南、西司他汀、万古霉素及阿奇霉素抗感染,患者咳嗽、咳痰、气促症状明显改善,但始终发热,6 月 27 日因查痰抗酸杆菌涂片+++,HIV 初筛试验阳性,故来我院,门诊拟"AIDS"收治入区。

诊断:入院后明确诊断肺结核、肺部细菌感染。

治疗经过:给予 INH+RFP+EMB+PZA 四联抗结核、头孢哌酮钠舒巴坦钠抗细菌、祛痰、扩张气道及对症支持治疗,以及 HAART。抗结核治疗一年半时,患者主诉"右上肢麻木、乏力 4 个月"入院。患者疼痛明显,予以止痛对症处理。查体锁骨上部可触及直径 3 cm 质硬肿块、活动度差(住院期间病灶进行性增大)。复查胸部 CT 提示右肺尖恶性肿瘤(MT)可能。取得患者及家属同意后,行颈部病灶活检术,5 月 20 日病理报告:倾向肺源性恶性肿瘤颈部转移,倾向未分化大细胞癌(可见部分巨细胞癌)。患者一般情况差,家属放弃放化疗,最终患者死于肺癌。

(齐唐凯)

二、肺结核合并肺腺癌

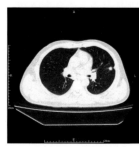 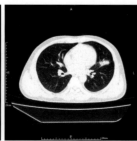 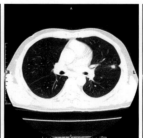 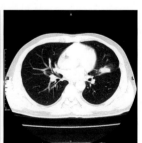

图 2-8-2　　　　　图 2-8-3　　　　　图 2-8-4　　　　　图 2-8-5

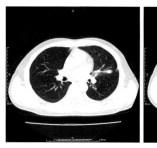 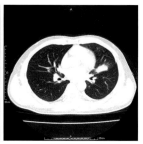

图 2 - 8 - 6　　　　　　　　图 2 - 8 - 7

图片说明：图 2 - 8 - 2 和图 2 - 8 - 3 是 2016 年 6 月 8 日胸部 CT：左肺病灶。图 2 - 8 - 4 和图 2 - 8 - 5 是 2016 年 10 月 24 日胸部 CT：抗结核治疗 4 个月左肺病灶无吸收。图 2 - 8 - 6 和图 2 - 8 - 7 是 2017 年 1 月 17 日胸部 CT：左肺病变较前进展，病灶穿刺病理提示肺腺癌。

病情简介：此病例为 AIDS 合并肺癌、肺结核病例。患者，男性，46 岁，因"发现 HIV 感染伴肺部异影 9 月"入院。患者于 2016 年 4 月体检时发现肺部异影，同时发现 HIV 抗体阳性。常规完善胸部 CT 检查，提示左肺中叶异影伴淋巴结肿大，考虑肺癌不除外。于当地行抗感染治疗（具体不详），2016 年 5 月开始抗病毒治疗：替诺福韦、拉米夫定、依非韦伦。治疗后复查胸部 CT 肺部病变无好转，患者无发热等不适，于 2016 年 6 月份入住我科，胸部 CT（2016 - 6 - 8）：左肺炎症伴纵隔多发淋巴结肿大，结核可能；左侧胸腔少量积液；痰抗酸杆菌涂片阳性，遂给予抗结核治疗（利福平、异烟肼、乙胺丁醇、吡嗪酰胺），抗结核治疗 4 个月和 7 个月复查胸部 CT 病灶无吸收，病程中患者无发热、咳嗽、咳痰、胸痛等不适，为求进一步诊治再次入住我院。

入院检查：查体无殊。辅助检查：血常规、肝肾功能、红细胞沉降率、C 反应蛋白（CRP）均正常；CD4 绝对值 417 cells/μl；痰抗酸杆菌阴性；T - SPOT. TB 阴性。胸部 CT（2017 - 1 - 17）：左肺炎症伴纵隔多发淋巴结肿大，左侧胸腔少量积液，左肺病变较前进展，左侧胸腔积液较前增多。

诊断：为明确诊断，给予 CT 引导下左肺病灶穿刺活检术，病理结果提示：肺腺癌。

（王珍燕　卢洪洲）

第三章

艾滋病相关神经系统病变

第一节　弓形体脑病

弓形体脑病(Toxoplasmic encephalitis，TE)为中枢神经系统(CNS)的一种致命性感染，通常发生在人类免疫缺陷病毒(HIV)感染的晚期阶段。TE 为冈地弓形体原虫所导致的一种脑炎，一般为潜伏的组织包囊被重新激活导致发病。最易患 TE 的为那些 CD4$^+$ T 细胞计数<50 cells/μl 的患者。

诊断方法：①抗弓形体 IgG 抗体：AIDS 并发 TE 的患者几乎都可发现抗弓形体 IgG 抗体阳性，但此抗体的阳性无法为确诊提供相应的依据。②PCR 方法：在脑脊液中利用 PCR 方法可发现病原体，此方法特异性较高(96%～100%)，但敏感性较低(50%)，而且抗弓形体治疗开始后结果常为阴性。③CT 或 MRI：发现一个或数个病灶，增强扫描呈环状或结节样增强，周围一般有水肿带。④脑活检：确诊需要进行脑活检，一般是在 CT 定向引导下进行穿刺活检。苏木精和伊红染色可发现病原体，免疫过氧化物酶染色可提高敏感性。

治疗：临床上一般首先根据经验进行诊断，然后进行诊断性治疗，通过临床症状及影像学的改善来确定诊断。如果经验性治疗后患者并无明显临床改善，可考虑脑活检。药物首选乙胺嘧啶(负荷量 100 mg，口服，2 次/d，此后 50～75 mg/d 维持)加上磺胺嘧啶(1～1.5 g，口服，4 次/d)。国内无乙胺嘧啶供应，可选择阿奇霉素(0.5 g，静脉滴注，1 次/d)加上复方磺胺甲噁唑(1.44 g，口服，3 次/d)。如复方磺胺甲噁唑严重过敏，可用克林霉素(0.6 g，静脉滴注，3 次/d)。疗程：如患者的临床症状及影像学缓解明显，治疗 6 周。如治疗 6 周后症状及影像学缓解不明显则需延长疗程至 8～12 周。

• 病例(一) •

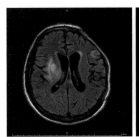 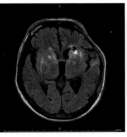 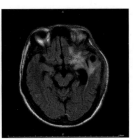

图 3-1-1　　　　　图 3-1-2　　　　　图 3-1-3

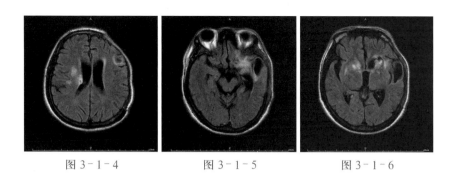

图 3-1-4　　　　　　图 3-1-5　　　　　　图 3-1-6

图片说明：图片为病理明确诊断弓形体脑病的头颅 MRI 影像治疗前后的对比。图 3-1-1 至图 3-1-3 为头颅 MRI 示颅内多发病灶，伴广泛水肿，图 3-1-4 至图 3-1-6 为头颅 MRI 示抗弓形体治疗 6 周后病灶缩小，水肿明显好转。

病情简介：患者男性，45 岁，因"发热、头痛 1 月余，确诊抗 HIV 阳性半月"入院。患者入院前一月出现间断发热，体温 38.5 ℃左右，伴头晕、头痛，随后去医院头颅 CT 检查发现颅内多发占位伴水肿，中线偏移，于上海某三甲医院住院手术治疗，术后初步病理检查：脑组织变性坏死，炎细胞浸润，血管扩张充血，血管周围炎。巨噬细胞内见弓形体滋养体，术后头痛症状基本消失，但仍有间断发热，且术后患者有理解力、语言交流力的明显下降。因手术前常规筛查抗 HIV 抗体阳性，由上海市疾病预防控制中心确认为抗 HIV-1 抗体阳性，故来我院。

入院检查：神清、理解力差、言语沟通障碍。颅顶可见手术瘢痕。病理反射阴性。行腰椎穿刺检查提示白细胞手工计数 6×10^6/L；红细胞手工计数 4×10^6/L；潘氏试验弱阳性；透明；无色；脑脊液氯化物 112.00 mmol/L；脑脊液糖 2.39 mmol/L；脑脊液蛋白 600.00 mg/L；脑脊液弓形体抗体阴性。血清弓形体抗体 IgG 阳性，CD4 绝对值 67 cells/μl。头颅 MRI 提示颅内多发病灶。

诊断与治疗：临床诊断"弓形体脑病"，予以阿奇霉素、克林霉素抗弓形体治疗，其间该三甲医院病理确认报告考虑弓形体感染，故明确弓形体脑病诊断，治疗六周后患者症状明显好转，复查头颅 MRI 病灶好转。

（张仁芳　　卢洪洲）

· 病例（二）·

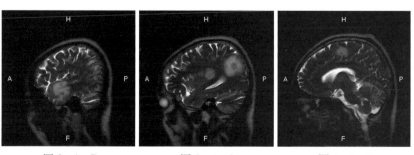

图 3-1-7　　　　　　图 3-1-8　　　　　　图 3-1-9

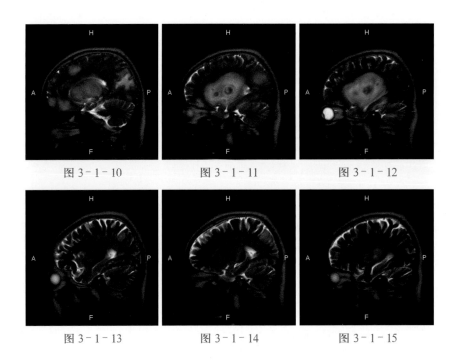

图 3-1-10   图 3-1-11   图 3-1-12

图 3-1-13   图 3-1-14   图 3-1-15

图片说明：图 3-1-7 至图 3-1-12 为脑弓形体病患者治疗前的头颅 MR(可见颅内多发病灶伴周围大片水肿)，图 3-1-13 至图 3-1-15 为抗弓形体治疗 33 天复查头颅 MR(其余层面未见明显病灶)。

病情简介：患者为 35 岁男性，入院 1 年前体检发现 HIV 抗体初筛试验阳性，此后多次送检 CDC 行 HIV 抗体确认试验，结果均为"不确定"，故未进一步治疗。入院前 4 天患者无明显诱因下出现头痛，伴非喷射性呕吐，无发热，无视物模糊，无抽搐，无肢体活动障碍。外院就诊行头颅 CT 发现异常，转来我院。

诊断与治疗：入院后根据临床表现、头颅 MR 表现临床诊断弓形体脑病(血、脑脊液弓形体抗体均阴性)，予以复方磺胺甲噁唑片口服(1.44 g，q8h)、阿奇霉素静滴(0.5 g，qd)抗弓形体治疗，甘露醇、地塞米松减轻脑水肿。治疗 5 天后患者头痛症状消失，一般情况明显恢复，治疗 10 天后改为口服治疗，带药出院。出院时患者查 HIV-RNA 结果回报：120 000 copies/ml，AIDS 确诊(患者 CD4<50 cells/μl)，给予拉米夫定、替诺福韦、依非韦仑抗 HIV 治疗。治疗 33 天时复查头颅 MR 病灶明显缩小、消失。治疗疗程至 6 周时停药。治疗 58 天后随访，复查头颅 MR，颅内病灶完全消失。

诊疗要点：此病例为 AIDS 合并弓形体脑病，弓形体脑病根据临床表现、影像学表现及治疗效果诊断。

(宋　炜)

第二节　隐球菌脑膜炎

新生隐球菌主要感染脑和肺，20 世纪 80 年代后期，隐球菌感染是艾滋病常见的并发症，发生率为 10%～25%,病死率为 35%。艾滋病合并隐球菌脑膜炎治愈率极低,30%患者在治疗中死亡。1 年内病死率可达 60%。

隐球菌脑膜炎典型临床症状为高颅压所致头痛,可伴发抽搐、视乳头水肿、脑疝,严重时危及生命,因此早期诊断非常重要。其实验室检查脑脊液往往提示糖与氯化物低,蛋白高,细胞数增多。脑脊液墨汁染色可见隐球菌,脑脊液隐球菌培养阳性;脑脊液及血液隐球菌抗原乳胶凝集试验或隐球菌抗原阳性。

但需要指出,艾滋病患者隐球菌脑膜炎诊断中存在的一个主要问题,就是患者脑脊液炎症反应轻,脑脊液改变不明显,易被漏诊或误诊。研究显示:艾滋病合并隐球菌脑膜炎患者中,50%～65%的患者脑脊液白细胞数正常,31%～45%的患者脑脊液蛋白正常,69%～76%的患者脑脊液糖正常。约 20%的患者脑脊液中白细胞、糖、蛋白均可正常,但脑脊液墨汁染色镜检、乳胶凝集试验及隐球菌抗原很少出现假阴性。

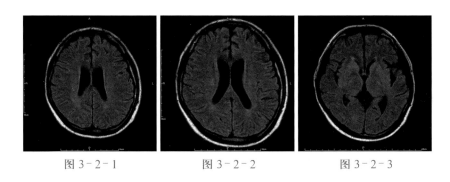

图 3-2-1　　　　　　　图 3-2-2　　　　　　　图 3-2-3

图片说明:图 3-2-1 至图 3-2-3 示两侧脑室及三脑室张力增高。

病情简介:该例为隐球菌脑膜炎合并严重高颅内压力所致脑室扩张典型病例。患者男性,23 岁,因"反复发热、头胀 1 个月,头痛 10 天"入院。患者入院前 10 天无明显诱因下出现身体不适,起初为发热、腹泻,随后有头胀,遂在当地就医(具体情况不详),病情无好转,并出现头痛症状,入院前 4 天晕厥一次,当时未在意。入院前一天患者再次发生晕厥,就诊于上海市某综合医院,急诊予以头颅 CT 检查未见明显异常,予以抗感染治疗、激素对症处理,症状无好转,故收治住院。住院期间查腰穿发现颅压极高,后因发现抗 HIV 抗体初筛阳性,转来我院。

入院检查:行腰椎穿刺提示:脑脊液白细胞手工计数 $40 \times 10^6/L$;红细胞手工计数 $20 \times 10^6/L$;潘氏试验阴性;透明;无色。生化:脑脊液氯化物 128.00 mmol/L;脑脊液糖 2.33 mmol/L;脑脊液蛋白 85.00 mg/L;脑脊液隐球菌涂片找到。$CD4^+ T$ 细胞计数 27 cells/μl。

治疗经过:予两性霉素 B＋5-FC＋伏立康唑抗隐球菌治疗,患者始终高颅压,多次发生脑疝,积极予甘露醇、人血白蛋白、呋塞米(速尿)脱水降颅压,腰椎穿刺放脑脊液抢救治疗,6 周后予以抗病毒治疗。患者仍反复头痛,且出现双眼视力进行性下降,多次行腰穿测压力＞400 cmH₂O。并于 16 周后行脑室 V-P 分流术,术后患者高颅压症状明显好转,视力好转。后多次复查腰穿颅压在正常范围。

(张仁芳　卢洪洲)

第三节　结核性脑膜脑炎

结核性脑膜脑炎由结核分枝杆菌(MTB)感染所致,为一类细长弯曲的杆菌,因有分枝生长的趋势而命名,引起疾病往往为慢性,并伴肉芽肿。结核分枝杆菌感染是我国艾滋病患者最为常见的机会性感染之一,也是我国艾滋病患者死亡的主要原因。全球近 4 000 万 HIV/AIDS 患者中约有 36% 合并结核杆菌感染,结核病是艾滋病患者的首要死因,世界卫生组织(WHO)估计 11% 的艾滋病患者最终死于结核病。由于 AIDS 患者免疫功能低下,所以更易出现肺外结核。

结核性脑膜脑炎除了可伴有结核所固有的消瘦、发热、淋巴结肿大外,往往合并头痛、意识改变,侵犯颅内神经时可有相应表现,查体可有脑膜刺激征及病理征。实验室依据有:①结核菌素试验新近转阳或呈阳性反应;②血清学结核抗体检测阳性,血沉增快;③腰穿测脑压可正常或升高;④脑脊液生化表现为糖低、蛋白升高、ADA 升高;⑤头颅 CT 或磁共振检查颅内可见异常;⑥胸片或胸部 CT 提示肺结核;⑦脑脊液抗酸染色可发现抗酸杆菌或培养出结核分枝杆菌,或 TB-DNA 检测阳性。⑧T-spot 检查阳性。

一、结核性脑膜脑炎

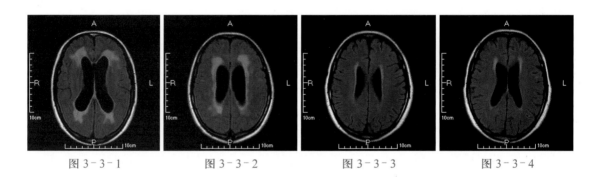

图 3-3-1　　　　　图 3-3-2　　　　　图 3-3-3　　　　　图 3-3-4

图片说明:图 3-3-1 和图 3-3-2:脑底池及小脑幕明显强化,脑室扩张,提示脑膜炎伴脑积水。图 3-3-3 和图 3-3-4:抗结核治疗后强化明显好转,脑室扩张缩小。

病情简介:患者女性,36 岁,因"抗 HIV 抗体阳性 6 年,双下肢无力、恶心、呕吐半个月"入院。6 年前检查 CD4$^+$ T 细胞计数 19 cells/μl,胸部 CT 提示继发性肺结核(痰菌阴性),给予诊断性抗结核治疗(具体不详),两个月后开始抗病毒治疗,方案为:司他夫定＋拉米夫定＋奈韦拉平。之后,患者规律服药,定期随访,完成 9 月全程抗结核治疗。5 年后 ART 方案改为:齐多夫定＋拉米夫定＋奈韦拉平。半个月前,患者无明显诱因出现双下肢无力,伴恶心、呕吐。为求诊治来我院。

入院检查:查体见神志清,精神不振,反应稍显迟钝,颈抵抗,双下肢肌力 V-级,双侧巴氏征阳性。入院查 CD4$^+$T 细胞 407 cells/μl；腰椎穿刺检查，脑脊液常规：无色、透明、白细胞手工计数 85×10^6/L，红细胞手工计数 150×10^6/L，潘氏试验阳性；生化：脑脊液氯化物 120.00 mmol/L、脑脊液糖 1.11 mmol/L、脑脊液蛋白 3 420.00 mg/L；脑脊液结核菌涂片阳性。

诊断与治疗：确诊结核性脑膜炎。予以异烟肼、利福平、乙胺丁醇、吡嗪酰胺、左氧氟沙星抗结核治疗，患者症状明显好转。一个月后复查脑脊液常规：无色、透明、白细胞手工计数 22×10^6/L、红细胞手工计数 4×10^6/L、潘氏试验阳性；生化脑脊液氯化物 125.00 mmol/L、脑脊液糖 2.07 mmol/L、脑脊液蛋白 1 342.00 mg/L，头颅 MRI 示病灶明显好转。

（张仁芳　卢洪洲）

二、颅内结核瘤

病情简介：患者为 38 岁女性。1 周前无明显诱因下突然出现四肢抽搐伴意识不清。另患者 1 个月来明显消瘦，情绪改变，记忆力减退。患者至上海某医院就诊，查头颅 MR 提示右侧额颞叶及右侧背侧丘脑病变伴周围组织胶质增生。先后采用奥卡西平、左乙拉西坦等抗癫痫治疗，以及对症支持治疗。患者癫痫未再发作，但仍然存在左侧肌力减退。因 5 天前 HIV 初筛试验阳性，患者为进一步诊治转来我院。查脑脊液压力正常，白细胞 6×10^6/L，蛋白 1 000 mg/L，糖及氯化物正常，三菌涂片阴性，CD4 绝对值 131 cells/μl。给予诊断性抗弓形体治疗以及抗 HIV 治疗，病情平稳出院。出院 1 月，患者反复癫痫发作，再次给予住院。

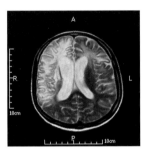

图 3-3-5　颅内结核瘤

入院检查：复查脑脊液压力正常，白细胞 1×10^6/L，蛋白 514 mg/L，糖及氯化物正常，三菌涂片阴性。

治疗经过：入院后继续予以抗细菌、抗病毒及营养神经支持治疗，患者意识障碍加重，予以留置胃管，鼻饲流质及药物。上次住院期间脑脊液培养结果报有结核分枝杆菌生长，故颅内结核瘤明确，予以利福布汀、异烟肼、乙胺丁醇、吡嗪酰胺、左氧氟沙星抗结核治疗，同时复查腰穿，脑脊液各项指标均正常。用药后患者病情及意识情况无改善，逐渐进入昏迷状态，长期卧床。最终死于反复肺部感染、感染性休克。

（齐唐凯）

<h1 style="text-align:center">第四节　曲霉菌性脑炎</h1>

艾滋病患者并发曲霉菌病并不常见，多发生于 CD4$^+$T 细胞计数<100 cells/μl 的艾滋病患者中。并发曲霉菌病的艾滋病患者的病死率高，患者预后差。据报道，曲霉菌病病死率高达 85.7%。CT 表现为直径>1 cm＋结节周围磨玻璃样"光晕"的实性结节。目前推荐伏立康唑作为曲霉菌病的首选治疗药物。也可选用两性霉素 B 或两性霉素 B 脂质体、伊曲康唑或泊沙康唑、卡泊芬净、米卡芬净或阿尼芬净来进行治疗。同时注意与抗 HIV 药物中的蛋白

酶抑制剂和依非韦伦间的相互作用。抗曲霉菌治疗的具体疗程目前尚不清楚,一般而言,应根据患者对治疗的反应、病情转归情况以及机体的免疫状态来决定。目前尚无预防复发的统一方案,亦无预防曲霉菌病发生的方案。

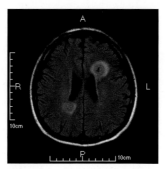 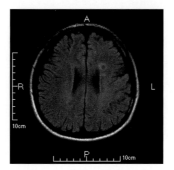

图 3-4-1　颅内多发圆形病　　　　图 3-4-2　抗曲霉菌治疗后
　　　　　　灶,周围光晕明显　　　　　　　　　　病灶明显缩小

病情简介:图片为曲霉菌性脑炎颅内典型影像学表现。患者男性,21岁,因"发现抗 HIV-1 抗体阳性2个月,血小板减少性紫癜2个月,左膝外伤1个月"入院。发现抗 HIV-1 抗体阳性2个月,已经开始抗病毒治疗,同时因血小板减少,长期予激素口服。

入院检查:查体除局部外伤外无异常表现。完善检查:CD4为145 cells/μl,入院后患者主诉咳嗽,咳棕色痰,完善胸部 CT 发现肺部空洞,完善痰培养提示曲霉菌,进一步完善头颅 MRI 发现颅内多发病灶。

诊断与治疗:考虑曲霉菌肺炎及曲霉菌脑炎,停用激素,予以伏立康唑抗曲霉菌治疗。后复查颅内病灶缩小,半年后改为氟康唑巩固维持。

（张仁芳　卢洪洲）

第五节　原发性中枢神经系统淋巴瘤

艾滋病相关性原发性中枢神经系统淋巴瘤发病与 EB 病毒（EBV）感染有关,病理主要为弥漫大 B 淋巴瘤多见。临床表现与病灶所在解剖位置相关。60%以上患者出现认知、肢体运动障碍等症状;30%患者有视觉障碍,表现为视物模糊、畏光、眼痛、眼内漂浮物等。大约20%患者有抽搐;15%～20%无症状;单独颅神经、脊髓、马尾累及少见。中枢神经系统症状、体征、眼内淋巴瘤表现无特异性,所以诊断比较困难。首先考虑头颅磁共振检查,95%中枢神经系统淋巴瘤患者肿瘤部位同质均匀增强,罕见坏死灶,这个特点可以帮助我们区分中枢神经系统淋巴瘤和胶质瘤。65%的患者单个病灶,35%多灶性。大脑半球最多见（38%）,随后为丘脑/基底节/神经节（16%）、胼胝体（14%）、脑室（12%）、小脑（9%）。最常见诊断依赖于脑实质活检。有些病例也可通过脑脊液细胞学分析和流式细胞仪检查明确诊断。

一、颅内弥漫大 B 细胞淋巴瘤

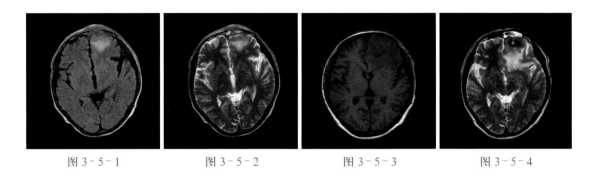

图 3-5-1   图 3-5-2   图 3-5-3   图 3-5-4

图片说明：图 3-5-1 和图 3-5-2 头颅 MR 提示：左侧眼眶及左侧筛、额窦炎症，左侧额叶脑膜脑炎，细菌性感染可能大。图 3-5-3 和图 3-5-4 头颅 MR 提示：左侧额叶实质性病灶，与之前相比较，病灶范围增大。左侧筛窦及额窦病灶相仿。

病情简介：上列图片为确诊颅内弥漫大 B 细胞淋巴瘤患者的影像学表现。该患者因艾滋病合并粟粒性结核而住院治疗，CD4$^+$ T 细胞 28 cells/μl 经过抗痨和抗病毒治疗 2 个月后肺部病灶吸收，CD4$^+$ T 细胞 142 cells/μl，但患者主诉头痛明显，脑脊液检查正常。

诊断与治疗：抗细菌和真菌治疗无效，后通过外科手术切除病灶，病理免疫组化分析：LCA＋，L26＋，CD79a＋，Bcl-6－，MuM1＋，Bcl-2＋，CD3－，T－，CD21－，1mp1－，CD10－，kp-1－，Ki-67＋（约 40％）。结合 HE 形态符合：（左额叶肿物）弥漫性大 B 细胞淋巴瘤伴浆细胞分化。患者放弃化疗，3 个月后再次出现头痛，病灶进展，最后死亡。

（张仁芳　卢洪洲）

二、原发性中枢神经系统弥漫大 B 细胞淋巴瘤

病情简介：此病例为 59 岁男性患者。因"头晕伴恶心、呕吐 3 周余，HIV 抗体阳性 1 周"入院。

入院检查：左眼视物重影，不伴头痛、发热、咳嗽、咳痰。外院眼科就诊示视网膜周围见 3 个棉絮状白斑，直接及间接对光反射灵敏。CD4 绝对值 51 cells/μl。脑脊液检查报告：无色。透明，白细胞计数 18×10^6/L，红细胞

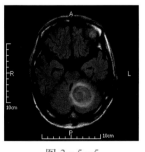
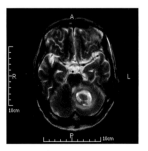

图 3-5-5   图 3-5-6

计数 2×10^6/L，潘氏试验阳性，氯化物 111.40 mmol/L，糖 1.76 mmol/L，蛋白 804.00 mg/L。头颅 MRI 平扫＋增强示：①左侧小脑半球占位伴周围脑实质水肿，较前增大。考虑炎性病

变(弓形体感染可能),转移瘤不排除;②两侧额叶多发腔梗;③部分副鼻窦炎。

治疗经过:因颅内占位就诊本院神经外科,予在全身麻醉下行"颅内小脑占位切除术",病理显示:弥漫大 B 细胞淋巴瘤。即给予大剂量甲氨蝶呤 3.3 g 化疗、四氢叶酸解救治疗。

(张仁芳　卢洪洲)

第六节　脑　膜　瘤

脑膜瘤是起源于脑膜及脑膜间隙的衍生物,为常见的原发性颅内肿瘤。其发生可能与一定的内环境改变和基因变异有关,可能与颅脑外伤、放射性照射、病毒感染以及合并双侧听神经瘤等因素有关。脑膜瘤属于良性肿瘤,生长慢,病程长。因肿瘤呈膨胀性生长,患者往往以头疼和癫痫为首发症状。根据肿瘤位置不同,还可以出现视力、视野、嗅觉或听觉障碍及肢体运动障碍等。常见的脑膜瘤有以下各型:内皮型、成纤维型、砂粒型、血管型、混合型(移行型)、恶性脑膜瘤、脑膜肉瘤。典型的脑膜瘤,在未增强的 CT 扫描中,呈现孤立的等密度或高密度占位病变。其基底较宽,密度均匀一致,边缘清晰,瘤内可见钙化;增强 CT 扫描后见肿瘤明显增强,可见脑膜尾征。手术切除脑膜瘤是最有效的治疗手段。

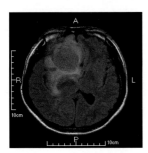

图 3-6-1　头颅 MRI 示
颅内占位

病情简介:左图为鞍结节脑膜瘤颅内影像学表现。患者男性,46 岁,因"抗 HIV-1 抗体阳性 2 月余。反复短暂意识不清 1 月余"收治入院。患者 2 个多月前体检发现抗 HIV-1 抗体阳性,并经上海市疾病预防控制中心确诊,当时 CD4$^+$ T 细胞计数为 200 cells/μl,患者无明显发热寒战、咳嗽咳痰、腹痛腹泻、头痛头晕及恶心呕吐等不适。故予以 ART 治疗,方案为齐多夫定、拉米夫定、依非韦伦。用后无明显恶心呕吐及皮疹、发热等不适。1 个月前患者无明显诱因开始出现短暂意识不清,发作前无明显头痛头晕,持续 3~5 分钟,发作时双目聚焦,四肢抽搐,站立不稳,自行转醒后无特殊不适,有短暂记忆遗忘。患者一直未予以重视。之后反复发作,共 10 次左右,入住我院。

入院检查:入院后查体未见明显异常,病理反射均阴性。完善检查,CD4$^+$ T 细胞计数为 348 cells/μl,腰椎穿刺,颅内压力 230 mm H$_2$O,脑脊液常规生化均正常。头颅 MRI 提示脑膜瘤可能较大。

治疗经过:予以抗抽搐等对症处理后全麻下行脑膜瘤切除术,术后病理证实为砂砾体型脑膜瘤。

(张仁芳　卢洪洲)

第七节　进行性多灶性脑白质病变

进行性多灶性脑白质病变(PML)是一个进行性发展的脱髓鞘疾病,目前考虑与 JC 病毒感染有关,JC 病毒是一种乳多空病毒,普通成人 JC 病毒感染率达 75%。AIDS 患者 PML 的发病率为 2%～4%。在脑内,JC 病毒主要累及少突胶质细胞和星型胶质细胞,但仅在少突胶质细胞内繁殖。PML 中 AIDS 患者占 50%。

　　临床表现:取决于病灶的大小、部位和数量。①精神症状:为最常见的首发症状,包括早期性格改变、精神错乱、智力减退、记忆力下降、言语障碍。晚期可出现各种意识障碍,严重者可发展为痴呆甚至昏迷。②瘫痪:早期表现为偏身感觉障碍及失语、步态不稳、轻微的单瘫及半身瘫痪。晚期可发展为双侧肢瘫、四肢瘫、截瘫以及最后完全性瘫痪。也有报道仅以单一肢体运动障碍为唯一症状的 PML 患者。③眼部症状:先有视力模糊、视野缺损、水平注视障碍,发展至眼球震颤、外直肌麻痹、视乳头水肿,最后发展至中枢性失眠。④小脑、脑干及基底节损害:可出现共济失调、眩晕、多动及延髓麻痹症状,此类患者预后不良。

　　诊断依据:持续存在的进行性多灶性脑白质病变的典型临床症状;CT 检查发现脑白质中不强化的低密度影,以顶枕叶为多;脑脊液 PCR 示 JCV-DNA 阳性即可确诊,而不必行脑活检;如果 PCR 阴性而临床高度怀疑本病,可行脑活检(典型的脑病理可见局灶性髓鞘脱失,星形细胞变形,少突细胞增大,其胞核内有嗜伊红的包涵体)。

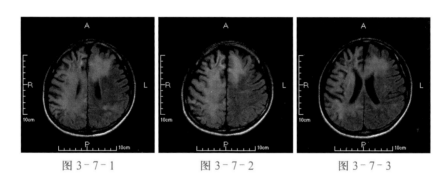

图 3-7-1　　　　　　　　图 3-7-2　　　　　　　　图 3-7-3

　　图片说明:图片为 PML 颅内影像学表现及脑脊液 PCR 阳性结果。图 3-7-1 至图 3-7-3:颅内多发斑片状异常信号伴脑室扩张。

　　病情简介:患者男性,28 岁,因“抗 HIV-1 抗体阳性伴左侧肢体活动障碍 2 月余,加重伴意识障碍 10 天”入院。患者 2 个月前无明显诱因下出现左侧肢体活动障碍至当地医院就诊,头颅 MR 提示右侧基底节及颞叶异常信号,但同时发现抗 HIV-1 抗体阳性,故转至当地传染病医院治疗。予以替诺福韦、拉米夫定、依非韦仑抗病毒治疗,但左侧肢体活动障碍逐渐加重。10 天前患者突然出现意识障碍,目前无法言语,左侧肢体完全无自主活动,故来我院。

　　入院检查:查体见意识障碍,唤之略有反应,无法言语,昏睡。左眼睑无法完全闭合。双侧瞳孔不等大,左侧直径 3 mm,右侧直径 2 mm,对光反射迟钝。颈项强直。右侧上下肢肌张力升高,肌力 3～4 级,左侧肌力 0～1 级,双侧巴氏征阳性。测 CD4$^+$ T 细胞计数为 115 cells/μl,脑脊液常规:无色,透明,白细胞手工计数 3×10^6/L,红细胞手工计数 0×10^6/L,潘氏试验弱阳性。生化:脑脊液氯化物 87.00 mmol/L,脑脊液糖 4.98 mmol/L,脑脊液蛋白 342.00 mg/L。

　　诊断与治疗:临床考虑 PML 可能较大,调整抗病毒方案为艾生特＋拉米夫定＋克力芝。

并加强营养神经等对症处理。患者症状逐步改善，其间脑脊液 JC 病毒 PCR 阳性，半年后生活基本可以自理。

（张仁芳　卢洪洲）

第八节　病毒性脑炎

病毒性脑炎是指病毒直接侵犯脑实质而引起的原发性脑炎，本病一年四季均有发生，故又称散发性脑炎。引起脑炎的常见病毒有肠道病毒、单纯疱疹病毒（HSV‑1）、黏液病毒和其他一些病毒。临床上主要表现为脑实质损害的症状和颅内高压征，如发热、头痛、呕吐、抽搐，严重者出现昏迷。但由于病毒侵犯的部位和范围不同，病情可轻重不一，形式亦多样。

临床表现：①起病急、常有病毒感染史。②出现发热、头痛、嗜睡、昏迷、惊厥以及进行性加重的神经精神症状。

脑脊液检查：当有典型临床表现而怀疑急性病毒性脑炎时，应做腰椎穿刺取脑脊液送化验。可呈典型病毒性脑炎改变。①脑脊液的变化：外观清亮，白细胞数轻度升高[（30～500）×10^6/L]，早期以中性粒细胞为主，后期以淋巴细胞为主，蛋白轻度增高，糖和氯化物正常。②脑脊液分离到病毒可确诊。③血清中和试验滴定度在急性期及恢复期相差 4 倍或 4 倍以上。④血清补体结合试验滴定度在急性期及恢复期相差 4 倍或 4 倍以上。⑤凝血抑制试验，恢复期的滴定度较急性期高出或低于 4 倍以上。⑥免疫荧光抗体检查阳性。

脑电图检查：脑电图示不同程度弥漫性或局限性慢波。在病程早期脑电图已有明显的改变，虽然上述改变无特异性，但结合临床对诊断及预后的估计仍有一定的价值。

脑影像学检查：MRI 是诊断病毒性脑炎的最佳影像学方法，且是首选的检查方法。亚急性病毒性脑炎早期有特征性的 MRI 表现。①病变分布：皮质脑质受累为主，表现为皮质肿胀呈脑回样、点片状异常信号，大脑额、颞、顶、枕叶及小脑均可受累，共同的特点是皮质受侵犯。②病变形态：多发性多样性病灶为主，表现为皮质及皮质下区散在分布的多发性脑回样、点片状或斑片状异常信号。病灶的形态往往与其所在的部位及数目有关，位于皮质病灶多呈迂曲脑回样或点片状；位于半卵圆中心区的病灶呈多发性点片状影，有时呈前后走向的"串珠"样排列。③病变信号特点：所有病例在磁共振弥散加权成像（DWI）均呈异常高信号，在 FLAIR 及 T$_2$WI 序列呈略高或高信号，在 T$_1$WI 呈低或等信号。④增强扫描：在病毒性脑炎早期尚未引起血脑屏障破坏因而无强化，而随着病情的进展可呈不同程度、不同形态强化。

辨别：本病需与化脓性脑膜炎（包括未彻底治疗的）、结核性脑膜炎、真菌性脑膜炎及脑脓肿等鉴别。

治疗：虽然目前尚无有效的抗病毒药物，但以下药物可以使用：阿昔洛韦、碘苷（疱疹净）、三氮唑核苷（病毒唑）、丙种球蛋白。其他，如转移因子、干扰素可以提高机体对病毒的抵抗能力，均可应用。此外，注意预防脑疝、脑水肿，加强护理。

下面介绍一例 AIDS 合并疱疹病毒性脑炎病例。

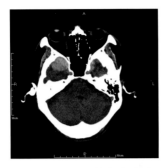

图 3-8-1 脑内多发病变,部分为脑出血可能大

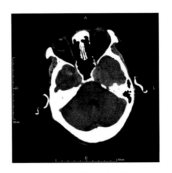

图 3-8-2 治疗 10 天后,出血明显好转

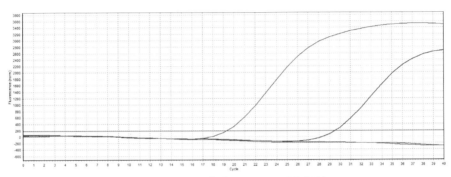

图 3-8-3 脑脊液 HSV-1 PCR 阳性

病情简介:患者男性,36 岁,因"头痛 20 天,发热 7 天,抗 HIV-1 抗体筛查阳性 1 天"入院。患者 20 天前曾主诉头痛,当时无其他不适,患者未就诊。7 天前无明显诱因出现发热(热型及热度不详),未经任何处理。5 天前因发热加重伴有神志不清,入住上海某三甲医院。查头颅 MR 提示颅内散发病灶(图 3-8-1)。1 天前抗 HIV-1 抗体筛查阳性,转入我院。

入院检查:查 CD4+ T 细胞计数为 314 cells/μl。脑脊液常规:淡红色,浑浊,白细胞手工计数 128×10^6/L,红细胞手工计数 6 912×10^6/L,多核细胞百分比 10.00%,淋巴细胞百分比 90.00%,潘氏试验阳性。常规微生物检验报告:一般细菌涂片未找到。常规微生物检验报告:隐球菌涂片未找到。生化检验报告:脑脊液氯化物 120.60 mmol/L,脑脊液糖 3.15 mmol/L,脑脊液蛋白 1 420.00 mg/L。HSV-1 PCR 阳性(图 3-8-3)。

治疗经过:予以阿昔洛韦抗病毒,并予以降血压、降颅压、营养神经等对症处理。10 天后复查脑脊液淡黄色、透明,白细胞手工计数 120×10^6/L,红细胞手工计数 40×10^6/L,多核细胞百分比 10.00%,淋巴细胞百分比 90.00%,潘氏试验阳性。生化检验报告:脑脊液氯化物 117.80 mmol/L,脑脊液糖 3.82 mmol/L,脑脊液蛋白 810.00 mg/L。影像学检查(图 3-8-2)显示病灶亦明显改善,好转出院。

(张仁芳 卢洪洲)

第四章

艾滋病相关皮肤病变及性病

第一节　艾滋病相关瘙痒性丘疹性皮炎

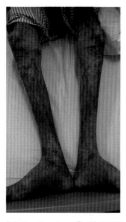

图4-1-1　典型HIV相关瘙痒性丘疹性皮炎表现

艾滋病相关瘙痒性丘疹性皮疹（HIV-PPE）是AIDS患者最常见的皮疹之一，以丘疹、结节为主要皮损（见图4-1-1），常伴有剧烈瘙痒，病程慢性，给患者带来极大痛苦，严重影响生活质量。皮肤病理主要表现为单纯性痒疹，其次为嗜酸性毛囊炎、结节性痒疹和淋巴细胞性血管炎；其病因尚不明确，节肢动物叮咬、药物过敏、HIV皮肤感染等都被报道过。本病的治疗较为困难，常规止痒剂治疗效果欠佳，高效抗逆转录病毒治疗可以使皮损得到一定改善。

病情简介：患者男性，46岁，主诉"皮肤瘙痒伴进行性消瘦乏力半年"入院。患者入院前半年无明显诱因下自觉皮肤瘙痒，伴全身皮疹，于外院皮肤科就诊，体检未发现明显异常，予以复方康纳乐霜、地塞米松软膏等对症处理，症状无好转。其间，伴进行性消瘦、乏力，于外院反复查血常规、胸片等均无阳性发现，服用中药调理无好转，逐渐出现无法下床、食欲减退。入院前一天因极度乏力晕倒在外院门诊，查HIV抗体阳性，转入我院。

入院检查与治疗：恶液质，全身散在暗褐色陈旧性皮疹，皮肤可见多出抓痕，完善检查CD4为0 cells/μl，最终治疗无效死亡。

诊疗要点：HIV感染者进入发病期后，有许多患者以皮肤瘙痒性皮疹为主要变现，临床遇到难治性原因不明皮疹，需考虑到HIV感染可能。

（汤　阳　卢洪洲）

第二节　带　状　疱　疹

疱疹病毒（Herpesvirus）是引起艾滋病患者机会性感染的常见病原体，也是发现和诊断艾滋病的重要线索。艾滋病患者中疱疹病毒感染有两个特点：一是感染发病率高，二是临床症状严重。临床上巨细胞病毒感染(CMV)的发生率最高,依次为单纯疱疹(HSV)、水痘-带状疱疹病毒(VZV)和 EB 病毒(EBV)感染。

　　带状疱疹是由 VZV 引起的皮肤病毒感染。带状疱疹前驱症状为烧伤或刀割样疼痛,继而出现皮损,即红斑基底上的水疱,常单侧分布,疼痛剧烈,儿童可有呼吸道前驱症状,继而出现引发瘙痒的水疱疹。水疱多见于面部和躯干,四肢相对少见。病程通常 5 天左右。带状疱疹可从皮肤黏膜播散并累及内脏,形成水痘肺炎和脑炎。水疱内容物做吉姆萨染色可见多核巨细胞和核内包涵体,病毒培养阳性,也可进行局部皮损抗原测定。

　　反复发生水痘-带状疱疹病毒感染者应排除感染 HIV 的可能。治疗采用阿昔洛维或泛昔洛韦口服 7～10 天,病情严重需阿昔洛韦静脉给药。复发性感染需要用药 14 天或至溃疡性病灶痊愈。

· 病例(一) ·

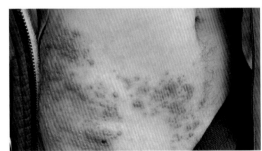 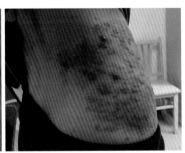

图 4-2-1　带状疱疹(腰部及右腹部)　　　图 4-2-2　带状疱疹(腰部及后背部)

　　图片说明:图 4-2-1 与图 4-2-2 为同一患者。

　　病情简介:患者男性,25 岁,确诊 AIDS 后 7 年,一直未接受 HAART,因"右侧腰背部出现水疱样皮疹伴发热 6 天"就诊。

　　诊疗要点:带状疱疹诊断相对简单,但需要注意的是 HIV 感染出现带状疱疹常提示免疫功能低下,此患者 CD4$^+$T 细胞计数为 40 cells/μl。HIV 感染者出现带状疱疹通常病情较重,此患者伴有发热,此类患者应注意密切观察病情变化,常需住院观察治疗。

· 病例(二) ·

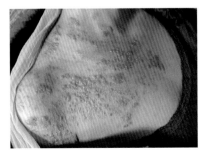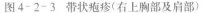 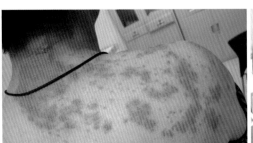 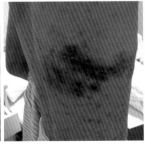

图 4-2-3　带状疱疹(右上胸部及肩部)　　　图 4-2-4　带状疱疹(右肩部)　　　图 4-2-5　带状疱疹(右背部)

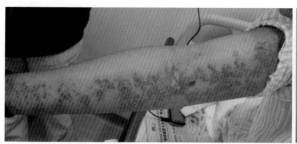
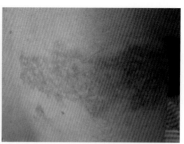

图 4-2-6　带状疱疹（右下肢）　　　图 4-2-7　带状疱疹恢复后
留下的瘢痕

　　图片说明：图 4-2-3 为带状疱疹（右上胸部及肩部）（患者女，40 岁，CD4$^+$T 细胞计数为 35 cells/μl），图 4-2-4 为带状疱疹（右肩部）（患者男，43 岁，CD4$^+$T 细胞计数为 25 cells/μl），图 4-2-5 为带状疱疹（右背部）（患者男，34 岁，因"右前胸疼痛伴皮疹 3 天"就诊，CD4$^+$T 细胞计数为 12 cells/μl），图 4-2-6 为带状疱疹（右下肢）（患者男，32 岁，因"右下肢疼痛伴皮疹 5 天"就诊，CD4$^+$T 细胞计数为 21 cells/μl），图 4-2-7 为带状疱疹恢复后留下的瘢痕（患者女，34 岁，CD4$^+$T 细胞计数为 11 cells/μl）。

（沈银忠　卢洪洲）

第三节　马尔尼菲篮状菌病

　　马尔尼菲篮状菌（原名马尔尼菲青霉菌）是条件致病性真菌，是温度敏感的双相型真菌。马尔尼菲篮状菌病（曾称为马尔尼菲青霉病）是由马尔尼菲篮状菌引起的一种系统性真菌病。HIV 感染合并马尔尼菲篮状菌病于 1988 年在美国首次报道，此后本病作为艾滋病患者机会性真菌感染的报道逐年增多。本病主要流行于东南亚地区，特别是泰国的北部和我国的南方地区。

　　马尔尼菲篮状菌病的临床表现包括发热、皮疹、体重减轻、皮下组织和深部软组织脓肿、肝、脾及淋巴结肿大等。常累及多个脏器，多见于皮肤、骨髓、肺、肝等。皮疹是本病的重要且具有重要诊断价值的表现。本病的皮疹常见于面部、耳、上肢末端和躯干，皮损呈多形性，多表现为丘疹，典型皮损呈传染性软疣样丘疹，中央呈脐状。本皮疹应与传染性软疣、组织胞浆菌病、隐球菌感染的皮疹相鉴别。

一、播散性马尔尼菲篮状菌病

　　病情简介：此病例为播散性马尔尼菲篮状菌病，患者皮肤、骨髓、肺部和心脏均受累及。患者女，35 岁，因反复发热、咳嗽 7 月余，发现 HIV 抗体阳性 4 个月入院。入院误诊为结核病而抗结核病治疗 7 个月，CD4$^+$T 细胞计数为 5 cells/μl。因病情无缓解而反复发热而入院。

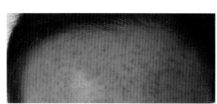
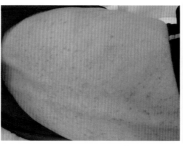
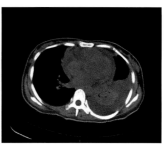

图 4-3-1　患者面部皮疹　　　　图 4-3-2　患者背部皮疹　　　　图 4-3-3　患者胸部 CT

入院检查：体温 38.2 ℃，脉搏 128 次/min，呼吸 32 次/min，血压 110/70 mmHg。神志清楚，全身皮肤可见陈旧性皮疹，左侧颈后可触及 1 cm×1 cm 和 0.5 cm×0.5 cm 大小的两个肿大淋巴结。左肺呼吸运动弱，左肺活动度下降，左侧语音震颤减弱，左下肺叩诊为实音，右肺可闻及湿啰音。查血常规：血红蛋白 71.1 g/L，中性粒细胞 90.8%，血小板总数 46.90×10⁹/L，红细胞计数 2.75×10¹²/L，白细胞计数 3.32×10⁹/L。入院时急诊胸部 CT 提示：左侧胸腔积液，左肺下叶不张；心包积液（图 4-3-3）。

治疗经过：入院后 4 天患者面部及躯干出现脐凹样皮疹（图 4-3-1 和图 4-3-2），改用伊曲康唑（ITR）口服（200 mg，1 次/12 h）治疗，患者体温一度恢复正常。入院后 6 天再次出现发热，且痰液、胸水均培养出丝状霉菌（后鉴定其为马尔尼菲篮状菌），故加用两性霉素 B（AMB）治疗（35 mg，ivgtt，qd），并停用抗结核药，入院后血培养及骨髓培养均培养出丝状霉菌，后鉴定（镜检、培养及基因测序）这些不同来源的丝状真菌均为马尔尼菲篮状菌。入院后 7 天超声心动图提示：主动脉瓣赘生物（6 mm×5 mm 大小）、轻度三尖瓣反流、少量心包积液。

二、马尔尼菲篮状菌病皮肤表现

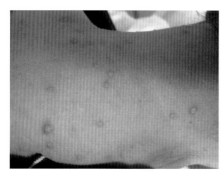
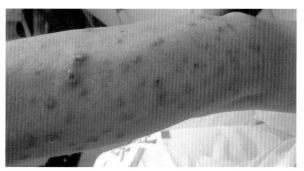

图 4-3-4　马尔尼菲篮状菌病背部脐凹样皮疹（患者男性，53 岁，HIV 抗体阳性 5 年余，发热、咳嗽咳痰一周入院）

图 4-3-5　马尔尼菲篮状菌病下肢脐凹样皮疹（与图 4-3-4 同一患者）

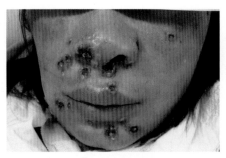

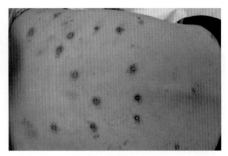

图 4-3-6　马尔尼菲篮状菌病面部脐凹样皮疹（患者女性，32 岁，发现 HIV 抗体阳性一年伴皮损一月入院）

图 4-3-7　马尔尼菲篮状菌病背部脐凹样皮疹（与图 4-3-6 为同一患者）

（沈银忠　卢洪洲）

第四节　皮肤分枝杆菌感染

分枝杆菌可分为结核分枝杆菌复合群、非结核分枝杆菌和麻风分枝杆菌三类。

HIV 感染者较容易出现结核病和非结核分枝杆菌感染，且后者在 HIV 感染者中的分离率呈升高趋势。结核分枝杆菌感染是我国艾滋病患者最为常见的机会性感染之一，也是我国艾滋病患者死亡的重要原因之一。临床上主要引起肺结核、结核性脑膜炎和淋巴结结核，皮肤结核相对少见。非结核分枝杆菌临床上又以鸟分枝杆菌复合群（MAC）为多见，艾滋病患者中播散性鸟分枝杆菌感染的发生率为 20%～40%。MAC 感染多见于 CD4$^+$T 细胞数<50 cells/μl 的人群。未曾接受 HAART 的患者，MAC 感染常表现为播散性多器官感染，典型的症状包括发热、盗汗、乏力、体重下降、腹泻以及腹痛等。在接受 HAART 的患者中，MAC 多引发局灶性感染，包括颈部或肠系膜淋巴结炎、局灶性肺炎、骨髓炎、心包炎、皮肤或软组织脓肿、生殖器溃疡或中枢神经系统感染等。患者可有肝脾及淋巴结肿大。实验室检查可有贫血及碱性磷酸酶升高。非结核分枝杆菌引起皮肤病变相对多见。

分枝杆菌感染的诊断应结合临床表现以及辅助检查来进行诊断，确诊有赖于抗酸染色镜检以及从痰、血液、淋巴结、骨髓以及其他无菌组织或体液中培养出分枝杆菌。

一、上肢皮肤非结核分枝杆菌感染

图片说明：图 4-4-1 和图 4-4-2 为 AIDS 合并非结核分枝杆菌感染病例。患者女性，45 岁，确诊 AIDS，渔民，海上捕鱼时被刺伤后手部皮肤出现红肿而就诊，给予抗非结核分枝杆菌治疗后恢复。

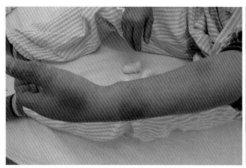 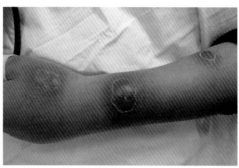

图4-4-1　入院时照片　　　　　图4-4-2　7天后的照片

二、下肢皮肤非结核分枝杆菌感染

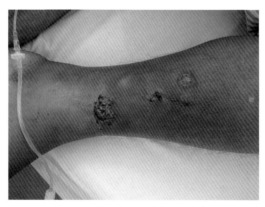

图4-4-3　非结核分枝杆菌感染(患者男,50岁,
CD4$^+$ T细胞计数为 67 cells/μl)

(沈银忠　卢洪洲)

<h2 style="text-align:center">第五节　皮肤细菌感染</h2>

　　皮肤细菌感染分为原发性或继发性。原发性感染常有特征性的形态和病程,开始由单一病菌引起,发生在正常皮肤上。通常葡萄球菌易引起脓疱疮、毛囊炎、疖、痈等。链球菌易引起丹毒及蜂窝织炎,诱发肾炎及关节炎等。继发性感染常发生在已有病变的皮肤上,见于特殊部位(如外耳)或特定类型的皮损(如溃疡),常由革兰阴性菌(变形杆菌、假单胞菌、大肠杆菌)所致。艾滋病患者因免疫功能低下而易出现各种皮肤细菌感染。

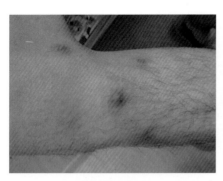

图4-5-1 毛囊炎(患者男,21岁,CD4+
T细胞计数为88 cells/μl)

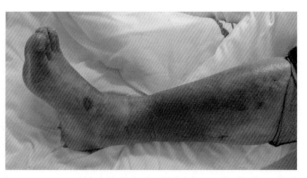

图4-5-2 下肢皮肤软组织感染(男,45岁,静脉吸毒后
引起下肢皮肤软组织感染)

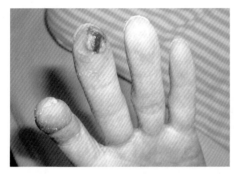

图4-5-3 手指感染(男,42岁,CD4+ T细
胞计数为120 cells/μl)

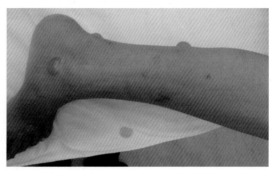

图4-5-4 脓疱疮(患者男,20岁,CD4+ T细胞计
数为270 cells/μl)

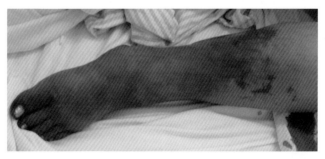

图4-5-5 左下肢坏疽(患者女,34岁,因"反复左下肢水肿8
个月,加重伴局部坏死半月"就诊,CD4+ T细胞
计数为360 cells/μl)

(沈银忠 卢洪洲)

第六节　皮肤真菌感染

　　艾滋病患者易并发各种真菌感染,常见的皮肤真菌感染有皮肤念珠菌感染、隐球菌感染和各种皮癣。皮肤念珠菌感染的特点为界限清楚的红斑、表面糜烂,外周散在米粒大丘疹,覆有细圈鳞屑,病损中央有水疱、脓疱,有时呈干燥脱屑。皮肤隐球菌感染可表现为丘疹、脓肿、水疱、传染性软疣样丘疹、痤疮样脓疱、皮下组织肿块、浸润性结节、脓肿、蜂窝织炎、水痘样皮疹、溃疡等,表面可覆以黏性渗出性薄膜,皮损形态多样,但以大小不等的传染性软疣样损害最为多见。皮肤癣属于传染性的皮肤疾病,癣患处经常出现在出汗较多的地方,如脚部、大腿内侧等。临床多见的是体癣、足癣、甲癣和股癣。艾滋病患者深部真菌感染多见,比较常见的有隐球菌病、马尔尼菲篮状菌病和组织胞浆菌病,深部真菌感染通常会引起皮肤病变,临床上典型皮疹常是诊断深部真菌感染的重要线索。

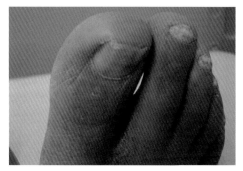
图 4-6-1　甲癣(男,35 岁,CD4+ T 细胞计数为 76 cells/μl)

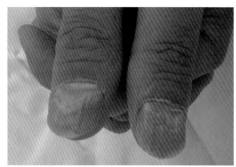
图 4-6-2　甲癣(男,35 岁,CD4+ T 细胞计数为 126 cells/μl)

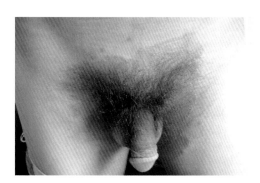
图 4-6-3　股癣(治疗前)(患者男,30 岁,CD4+ T 细胞计数为 400 cells/μl)

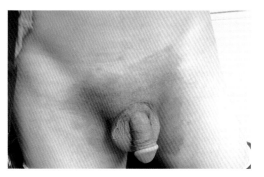
图 4-6-4　股癣(治疗后)(患者男,30 岁,CD4+ T 细胞计数为 400 cells/μl,与图 4-6-3 为同一患者)

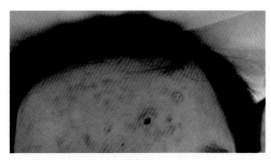

图 4-6-5 皮肤隐球菌病（患者男，30 岁，CD4⁺ T 细胞计数为 36 cells/μl）

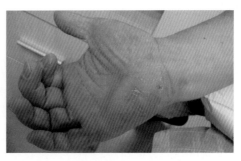

图 4-6-6 手癣（男，45 岁，CD4⁺ T 细胞计数为 186 cells/μl）

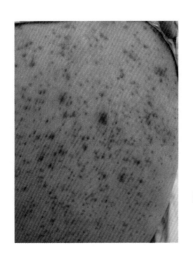

图 4-6-7 组织胞浆菌病皮疹（男，32 岁，因"间断发热半年，加重伴咳嗽、气促二周"就诊，CD4⁺ T 细胞计数为 3 cells/μl）

（沈银忠　卢洪洲）

第七节　卡波西肉瘤

卡波西肉瘤又称 Kaposi 肉瘤(KS)，是一种具有局部侵袭性的内皮细胞肿瘤，典型病变表现为皮肤多发性斑点状、斑块状或结节状病损，也可累及黏膜、淋巴结和内脏器官。KS 最典型的发病部位是皮肤。经典型 KS 特征是出现紫色、红蓝色或深棕色斑丘疹、斑块和结节，也可形成溃疡。尤其常见于肢体末端，可伴有淋巴水肿。AIDS 相关性 KS 为侵袭性最强的 KS。皮肤病损最常见于面部、生殖器和下肢。常累及口腔黏膜、淋巴结、胃肠道和肺。根据临床表现、皮损特点、组织病理特征即可诊断。治疗可选手术、放疗和化疗。某些轻症的 KS 可通过抗逆转录病毒治疗自愈。

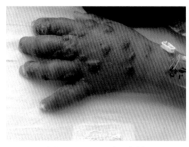
图 4-7-1 化疗前

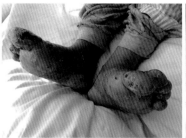
图 4-7-2 化疗前

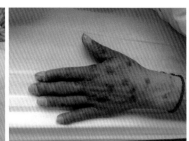
图 4-7-3 化疗后

图片说明：该图片为病理诊断明确卡波西肉瘤化疗前后的对比。

病情简介：患者男性，43 岁，因"皮疹 2 月余，发现 HIV 抗体阳性 2 个月"入院。患者 2 月余前无明显诱因下出现全身散在皮疹，于外院完善检查，发现梅毒抗体阳性，予以驱梅治疗无好转，其间发现 HIV 抗体阳性，由当地疾控中心确诊，入住当地传染病医院。入院后完善检查，T-SPOT 阳性，予以 HREZ 抗结核治疗，2 周后开始替诺福韦、拉米夫定、克力芝抗病毒，患者皮疹仍进行性增多，伴全身浮肿明显，故来我院。

入院检查：全身散在蓝紫色结节、双下肢中度浮肿。查 CD4 绝对值 198 cells/μl。

诊断与治疗：行皮肤活检，病理证实为卡波西肉瘤，予多柔比星脂质体化疗，皮疹明显好转。

（张仁芳　卢洪洲）

第八节　梅　毒

梅毒是由梅毒螺旋体感染引起的一种慢性全身性性传播疾病，主要通过性传播。本病表现极为复杂，几乎可侵犯人体所有器官，造成多器官的损害。如一期梅毒感染部位的溃疡或硬下疳；二期梅毒会引起皮肤黏膜损害及淋巴结肿大；三期梅毒发生时间一般在发病后 2 年，但也有更长时间达 3～5 年者，主要引起心脏、神经、胃、眼和耳等损害。

三期梅毒的症状复杂，可累及任何组织器官，包括皮肤、黏膜、骨、关节以及各内脏，较易侵犯神经系统，易与其他疾病混淆，体内及皮损中梅毒螺旋体少，传染力弱，但破坏组织力强，常造成组织缺损，器官破坏，抗梅治疗虽有疗效，但对已破坏的组织器官则无法修复。其中三期梅毒皮肤黏膜损害占晚期良性梅毒发生率的 28.4%，多数在感染后 3～10 年发生，临床上可分结节性梅毒疹、树胶肿、近关节结节。皮肤损害有如下特点：①数目少，孤立或簇集而非对称，常发生于易受外伤部位。②全身症状轻微，皮损缺乏自觉症状，如侵犯骨膜及骨则感疼痛，以夜间为甚。③有树胶肿性浸润硬结，破溃后形成的溃疡其底仍有硬固性浸润，消退甚慢，常达数月以上。④溃疡具有特异的肾形或马蹄形。⑤溃疡中心可治愈，而边缘常继续扩延。⑥损害表面梅毒螺旋体少，暗视野镜检难以查见，但接种可呈阳性。⑦破坏组织力大，愈合可形成瘢痕。诊断仍主要通过梅毒血清试验。

一、黏膜梅毒

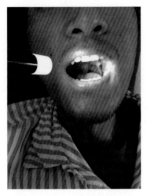

图 4-8-1　患者左咽后壁巨大溃疡

病情简介：患者男性，30 岁，因"发现 HIV 感染 8 年，咳嗽发热咽痛 2 个月"入院。患者 8 年前献血时发现 HIV 感染，2011 年开始 HAART，开始治疗前 CD4 计数不详，2014 年因个人问题停药。就诊前 2 月余前无明显诱因下出现咳嗽，伴咳白色黏痰，活动后稍感气急，间歇发热 1 月余，体温最高达 40 ℃，伴咽痛，声音嘶哑，消瘦，纳差，就诊外院，胸部 CT 提示两肺炎症，给予抗感染等治疗，效果未见明显好转，收治入院。

治疗经过：入院后予以头孢哌酮钠舒巴坦钠、泰能抗细菌治疗，氟康唑抗真菌；查体见咽喉壁巨大白色溃疡，完善检查甲苯胺红不加热血清学试验阳性（1∶64），抗梅毒螺旋体抗体 40.91 S/CO↑。CD4 绝对值 2 cells/μl。考虑三期梅毒表现，予以青霉素钠静滴 2 周后改为苄星青霉素肌内注射，并予以替诺福韦、拉米夫定、克力芝抗 HIV 治疗。治疗后好转出院。

（张仁芳　卢洪洲）

二、掌跖部二期梅毒

病情简介：患者男性，21 岁，主诉"HAART 1 年，皮疹一周"。患者一年前体检时发现 HIV 抗体阳性，开始替诺福韦、拉米夫定、依非韦伦方案抗病毒治疗。CD4 稳定在 300 cells/μl 左右。入院前一周患者无明显诱因下出现全身散在红色皮疹，无瘙痒，无发热，于我科门诊查体见典型二期梅毒所致掌跖皮疹。

门诊检查：查甲苯胺红不加热血清学试验（TRUST）1∶256；梅毒螺旋体颗粒凝集试验（TPPA）阳性。诊断梅毒，入院行腰椎穿刺明确神经梅毒后予以苄星青霉素 240 万单位每周 1 次肌内注射治疗后好转。

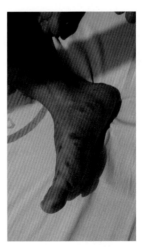

图 4-8-2　足底掌跖梅毒疹

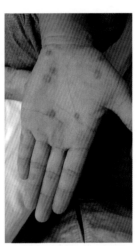

图 4-8-3　手掌梅毒疹，环形，周围可见脱屑

诊疗要点：此病例为典型二期梅毒中掌跖皮疹。梅毒为 AIDS 患者常见合并性病，发病率高，在就诊时二期表现较多，梅毒血清学试验可快速帮助诊断。但需要指出，由于 AIDS 免疫功能异常，梅毒表现往往不典型，且容易合并神经梅毒，因此若发现梅毒建议行腰椎穿刺检查。

（汤　阳　卢洪洲）

三、其他梅毒病例

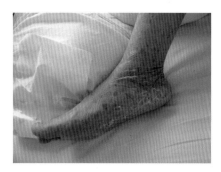

图 4-8-4　梅毒典型皮疹（患者男，56岁，CD4$^+$ T 细胞计数 56 cells/μl）

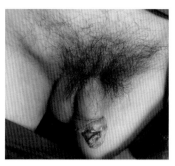

图 4-8-5　梅毒（治疗前）（32 岁，RPR 1∶32，TPPA 阳性，CD4$^+$ T 细胞计数 156 cells/μl）

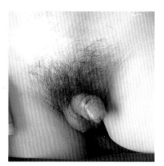

图 4-8-6　梅毒（治疗后 1 周）（与图 4-8-2 为同一患者）

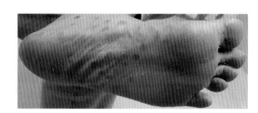

图 4-8-7　梅毒典型皮疹（患者男，35 岁，CD4$^+$ T 细胞计数 56 cells/μl）

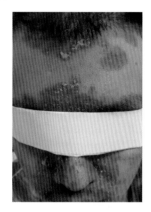

图 4-8-8　梅毒（患者男，36岁，CD4$^+$ T 细胞计数 45 cells/μl）

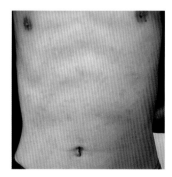

图 4-8-9　梅毒（患者男，34 岁，RPR 1∶64，TPPA 阳性，CD4$^+$ T 细胞计数 135 cells/μl）

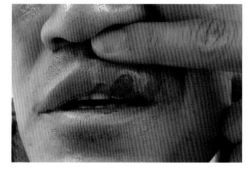

图 4-8-10　Ⅰ 期梅毒（患者男，39 岁，RPR 1∶128，TPPA 阳性，CD4$^+$ T 细胞计数 85 cells/μl）

（沈银忠　卢洪洲）

第九节　生殖器疱疹

生殖器疱疹是由单纯疱疹病毒(HSV)引起的性传播疾病,主要由 HSV-2 型引起,少数为 HSV-1 型。主要通过性接触而传播,HIV 感染者生殖器疱疹多见。生殖器疱疹可反复发作。初发生殖器疱疹主要表现为外生殖器或肛门周围有群簇或散在的小水疱,随后破溃形成糜烂或溃疡,疼痛;腹股沟淋巴结常肿大,有压痛。患者可出现发热、头痛、乏力等全身症状,病程 2~3 周。复发性生殖器疱疹表现为原发皮损消退后皮疹反复发作,复发性生殖器疱疹较原发性全身症状及皮损轻,病程较短。起疹前局部有烧灼感、针刺感或感觉异常。病程中外生殖器或肛门周围出现群簇小水疱,很快破溃形成糜烂或浅溃疡,自觉症状较轻,病程 7~10 天。

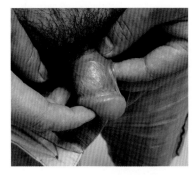 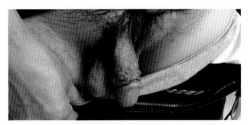

图 4-9-1　生殖器疱疹(患者男, 45 岁,CD4+ T 细胞计数为 163 cells/μl)　　图 4-9-2　生殖器疱疹(患者男,48 岁,CD4+ T 细胞计数为 63 cells/μl)

（沈银忠　卢洪洲）

第十节　淋　病

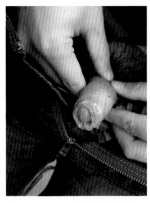

淋病是淋病奈瑟菌引起的以泌尿生殖系统化脓性感染为主要表现的性传播疾病。男性单纯性淋菌性尿道炎表现为尿痛、尿道口红肿、尿道脓性分泌物,也可表现不典型;女性单纯性淋菌性宫颈炎表现为脓性白带、宫颈红肿、宫颈口黏液脓性分泌物,亦可无明显临床表现。淋球菌可感染其他部位,引起淋菌性结膜炎、淋菌性肛门直肠炎和淋菌性咽炎。严重者可出现全身播散性淋病。临床上通过尿道口、子宫颈分泌物或其他患病部位分泌物进行淋球菌涂片和培养或核酸扩增来确诊。

（沈银忠　卢洪洲）

图 4-10-1　淋病(患者男, 29 岁,CD4+ T 细胞计数为 320 cells/μl)

第十一节　尖　锐　湿　疣

　　尖锐湿疣是由人乳头瘤病毒（HPV）感染所致的以肛门生殖器部位增生性损害为主要表现的性传播疾病。此病在 HIV 感染者中较为常见,主要通过性接触传播。生殖器和肛周为好发部位,偶可见于阴部及肛周以外的部位。损害初起为细小淡红色丘疹,以后逐渐增大增多,单个或群集分布,湿润柔软,表面凹凸不平,呈乳头样、鸡冠状或菜花样突起。红色或污灰色,根部常有蒂,且易发生糜烂渗液,触之易出血。患者多无自觉症状。

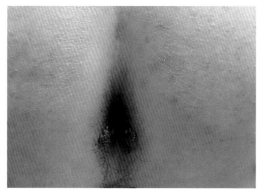

图 4-11-1　肛周尖锐湿疣(男,48 岁,CD4$^+$ T 细胞计数为 455 cells/μl)

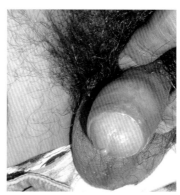

图 4-11-2　尖锐湿疣(男,45 岁,CD4$^+$ T 细胞计数为 235 cells/μl)

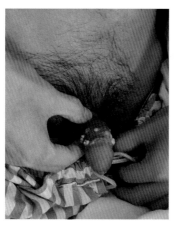

图 4-11-3　尖锐湿疣(男,30 岁,CD4$^+$ T 细胞计数为 115 cells/μl)

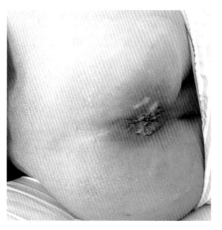

图 4-11-4　尖锐湿疣(男,38 岁,CD4$^+$ T 细胞计数为 6 cells/μl)

（沈银忠　卢洪洲）

第十二节　压　疮

压疮是皮肤或皮下组织由于压力、剪切力或摩擦力而导致的皮肤、肌肉和皮下组织的局限性损伤,常发生在骨隆突处。AIDS 患者病毒感染、慢性消耗、营养不良,往往合并贫血、慢性消耗性疾病,机体抵抗力及活动能力下降,极易合并压疮。治疗主要以积极治疗原发疾病,按时更换辅料,加强全身支持,局部护理为主,如适时翻身等。

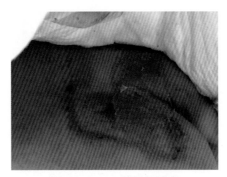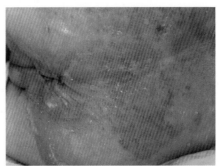

图 4-12-1　骶尾部压疮　　　图 4-12-2　治疗 10 天后骶尾部压疮好转

病情简介:患者因进行性乏力消瘦 3 个月,发现 HIV 抗体阳性 1 周入院。患者入院前 3 个月无明显诱因下自觉乏力,活动后明显,伴体重下降,多次于外院就诊,反复查血常规、肝功能等检查未见明显异常,于家中卧床休养,一周前完善检查时发现 HIV 抗体阳性,故收治入区。

入院检查:查体发现骶尾部压疮,约 15 cm×12 cm。完善检查:CD4 计数 14 cells/μl,胸部 CT 提示 PCP。

治疗经过:予以 SMZ 抗 PCP,替诺福韦、拉米夫定、依非韦伦方案抗病毒治疗,予以每日更换液体敷料,用去甲万古霉素抗感染,加强翻身拍背,并加强营养补液支持后好转出院。

诊疗要点:AIDS 患者晚期营养不良并长期卧床时极易并发压疮,因此在体格检查和护理时需要引起重视。

(汤　阳　卢洪洲)

第十三节　银　屑　病

银屑病是一种常见的慢性炎症性皮肤病,可由多种激发因素如创伤、感染、药物等在易感个体中诱发。典型的皮肤表现是境界清楚、具有银白色鳞屑的红色斑块。轻者可表现为几个银币大小的肘膝部位斑块,重者也可以全身皮肤受累。其病理机制主要为表皮增生分化的异常和免疫系统的激活。该病发病以青壮年为主,对患者的身体健康和精神状况影响大。临床表现以红斑、鳞屑为主,全身均可发病,以头皮、四肢伸侧较为常见。

国内外的流行病学资料显示 HIV 感染人群中银屑病的发病率为 $1‰\sim4‰$。HIV 相关银屑病病情更趋严重和难以治疗,严重影响艾滋病患者的生存质量和预后。HIV 相关银屑病的发病被认为是环境和遗传因素共同作用所致,目前认为 T 细胞亚群失衡、自身免疫、遗传易感性、HIV 感染等因素所致免疫功能失调均有可能参与发病。一些研究显示 HAART 有助于银屑病临床症状的改善,抗病毒治疗后,HIV 载量的下降使银屑病病情得以减轻。因此,对于合并银屑病的艾滋病患者应尽快 HAART。

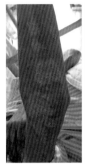 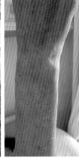 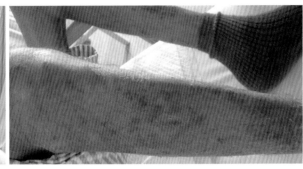

图 4-13-1　图 4-13-2　　　　　　　图 4-13-3

图片说明:图 4-13-1 至图 4-13-3 显示同一患者的银屑病皮损。患者男,45 岁,CD4$^+$ T 细胞计数为 120 cells/μl,确诊 HIV 感染后才出现银屑病。

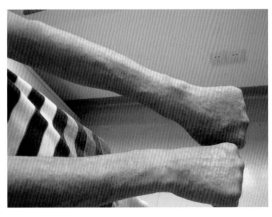

图 4-13-4　银屑病(患者男,40 岁,CD4$^+$ T 细胞计数为 48 cells/μl)

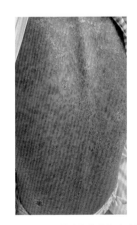

图 4-13-5　银屑病(患者男,44 岁,CD4$^+$ T 细胞计数为 120 cells/μl)

（沈银忠　卢洪洲）

第十四节　脂溢性皮炎

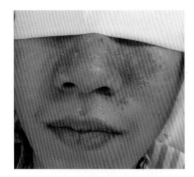

图 4-14-1　脂溢性皮炎(患者男, 21 岁,CD4$^+$ T 细胞计数为 113 cells/μl)

脂溢性皮炎又称脂溢性湿疹,是发生在皮脂腺丰富区的一种慢性丘疹鳞屑性炎症性皮肤病。本病多见于成人和新生儿,好发于头面、躯干等皮脂腺丰富区。脸部脂溢性皮肤炎主要是在眼眉、额头、鼻子周围出现,大部分在头发上同时出现;并且腋窝、腹股沟也会发生。初期表现为毛囊周围炎症性丘疹,之后随病情发展可表现为界限比较清楚、略带黄色的暗红色斑片,其上覆盖油腻的鳞屑或痂皮。自觉轻度瘙痒。发生在躯干部的皮损常呈环状。艾滋病患者尤其在艾滋病前期时可出现皮肤真菌感染、带状疱疹、单纯疱疹、毛囊炎、脂溢性皮炎和瘙痒性皮炎等表现。

(沈银忠　卢洪洲)

第十五节　传染性软疣

传染性软疣是由传染性软疣病毒感染引起的一种传染性皮肤病。皮损表现为特征性有蜡样光泽的丘疹或结节,顶端凹陷,能挤出乳酪状软疣小体。好发于儿童及青年。皮损初起为白色、半球形丘疹,逐渐增大,中央微凹如脐窝,有蜡样光泽,挑破顶端后,可挤出白色乳酪样物质,称为软疣小体。皮损数目不定,或散在,或簇集,一般互不融合。

可发生于身体任何部位,但最常见于颈部、躯干、下腹部及外生殖器部位。多数情况下6~9 个月后皮损可自行消退,一般不留瘢痕。皮损病理学检查可见特征性的包涵体即软疣小体。根据典型的皮损特点可以做出诊断,必要时通过皮损组织病理学检查发现特征性软疣小体即可确诊。

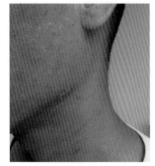

图 4-15-1　传染性软疣(患者男, 29 岁,CD4$^+$ T 细胞计数为 55 cells/μl)

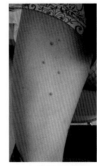

图 4-15-2　传染性软疣(患者男, 34 岁,CD4$^+$ T 细胞计数为 125 cells/μl)

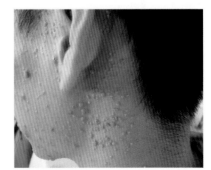

图 4-15-3　传染性软疣(患者男,26 岁,CD4$^+$ T 细胞计数为 18 cells/μl)

(沈银忠　卢洪洲)

第十六节 累及皮肤的淋巴瘤

弥漫大 B 细胞淋巴瘤（DLBCL）是 HIV 相关性淋巴瘤（ARL）中最常见的肿瘤，占 ARL 的 50%～80%，是一组在临床表现和预后等多方面具有很大异质性的恶性肿瘤，自然病程相对较短，一定比例的患者在接受适当治疗后可得到治愈。目前诊断主要依靠组织活检病理学和免疫组化分析明确诊断。治疗以化疗为主，同时抗 HIV 治疗可提高化疗的完全应答率。

病情简介：此病例为左腋下部位弥漫大 B 细胞淋巴瘤。患者为男性，44 岁，主诉"抗 HIV 阳性三月余，左腋下肿大两月余"。患者 3 个月前体检时发现 HIV 抗体阳性，测 CD4 为 100 cells/μl，开始用替诺福韦、拉米夫定、依非韦伦方案抗病毒治疗。一月前患者无意间发现左腋下小结节，抗感染治疗后改善不明显，且左腋下肿块增多，多个融合，质地较硬，伴破溃，于外院就诊行肿块活检术，免疫组化标记符合外周 B 细胞淋巴瘤，弥漫性大 B 细胞淋巴瘤，转入我院。

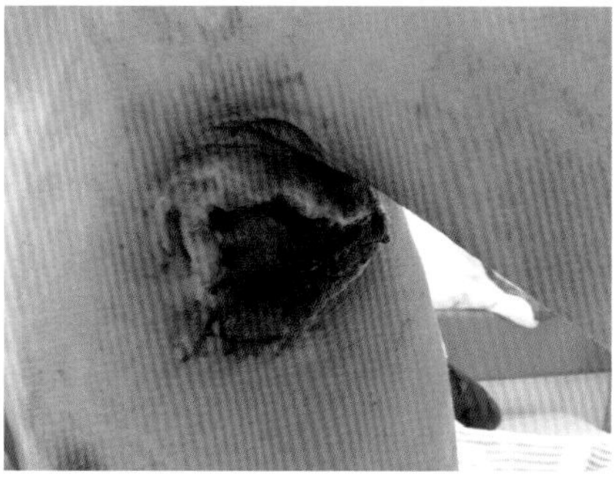

图 4-16-1 左腋下肿大淋巴结伴皮肤破溃

治疗经过：入院后予以 R-DA-EPOCH 方案化疗 6 次，患者腋下肿块消退，症状改善。

诊疗要点：无明确原因的进行性淋巴结肿大是典型的淋巴瘤早期症状，初时不痛不痒，形如黄豆至枣般大小。早期通常出现在颈部，其次为腋下，也可发生在其余部位。可能伴有不明原因的发热。因此，遇到不明原因进展的淋巴结肿大，尽早行穿刺或者活检明确诊断。

（汤 阳 卢洪洲）

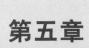

第五章

艾滋病相关口腔和消化系统疾病

第一节　消化道真菌感染

一、马尔尼菲篮状菌病

该疾病前文（第四章第三节，本书第 62～64 页）已有介绍，在我国主要流行于沿长江及长江以南地区，特别是华南及西南地区。本例的特点在于：①患者未出现皮疹，以腹痛为主要临床表现。②影像学提示脾梗死。③病情进展迅速危及生命。

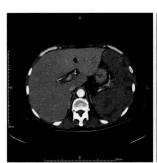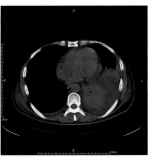

图 5-1-1　腹部 CT 示脾　　　图 5-1-2　胸部 CT 示左侧
梗死　　　　　　　　　　　　胸腔大量积液，
　　　　　　　　　　　　　　少量心包积液

病情简介：患者为 55 岁男性，福建人。患者半月余前无明显诱因出现左上腹疼痛，呈间断性绞痛，有压痛，无反跳痛。伴水样腹泻，3～4 次/天。有咳嗽咳痰，少量脓痰。同时有反复发热，39 ℃左右。无畏寒寒战、恶心、呕吐等症。胸部 CT 提示胸腔积液、肺部感染。上腹部 CT 及 MRI 示脾梗死，胰腺周围渗液。至上海市普陀区人民医院诊断为肺炎、

继发性肝损伤、脾梗死。予美罗培南、利巴韦林、莫西沙星抗感染，阿托莫兰、复方甘草酸苷片（美能）保肝降酶，胸腺肽调节免疫等治疗，发热症状无好转，仍有反复腹痛。外科会诊后，考虑胰腺炎可能（但出院小结中血尿淀粉酶及血脂肪酶均正常），予禁食、抗血栓及加强补液等治疗，病情无缓解。住院期间查 HIV 阳性，已送 CDC 确认，故转来我院。

入院检查：患者入院后完善相关检查。

诊断与治疗：给予亚胺培南、SMZco、甲硝唑抗感染治疗，治疗后症状无改善。同时给予素食、奥美拉唑制酸等对症支持治疗。行胸腔穿刺及腹腔穿刺，结果均提示血性浆膜腔积液。住院第 7 日血培养报告为马尔尼菲篮状菌。故明确诊断为马尔尼菲篮状菌病，给予两性

霉素 B 抗真菌治疗。第 9 日凌晨出现血压下降，给予扩容治疗后效果欠佳。患者最终死于感染性休克。

（齐唐凯）

二、口腔及舌真菌感染

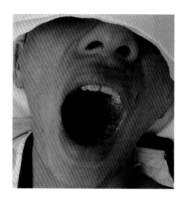 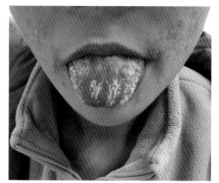

图 5-1-3　口腔真菌感染（男，24 岁，CD4$^+$ T 细胞计数 7 cells/μl）

图 5-1-4　舌真菌感染（男，26 岁，CD4$^+$ T 细胞计数 18 cells/μl）

（沈银忠　卢洪洲）

第二节　阿米巴肝脓肿

阿米巴肝脓肿是阿米巴原虫通过门静脉系统，从肠道侵犯到肝脏导致脓液积聚的现象。本病主要由于食用被患者粪便污染的饮用水而传播。它也通过人与人的接触，尤其是男男性行为而传播。阿米巴感染可在全球范围内发生，发病率最高的是居住条件和卫生条件较差的热带地区，包括非洲、拉丁美洲、东南亚和印度等。导致肝脓肿的主要危险因素包括：酗酒、癌症；免疫抑制，包括 HIV 感染、营养不良、老年、怀孕、最近前往热带地区；使用类固醇等。

肠道阿米巴感染多数情况下没有明显症状，或表现为轻度腹泻（可伴有黏液脓血便）；极少数严重患者可能出现肠麻痹或消化道大出血。阿米巴肝脓肿多数有明显症状，包括：腹痛，特别是在右上腹持续强烈的刺痛；咳嗽、发热和发冷；1/3 患者伴有腹泻；全身不适，不安或萎靡不振；打嗝；黄疸；食欲不振；出汗、体重下降等。

病情简介：这是一例阿米巴肝脓肿、阿米巴肠炎伴消化道大出血的患者。起病较为隐匿。患者为 33 岁男性。5 年前检查发现梅毒阳性，给予强力霉素治疗（具体疗程不详）。3 个月前在无明显诱因下出现乏力、食欲下降，伴体重明显下降，有时伴腹泻，无明显发热、咳嗽

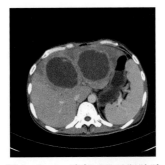

图 5-2-1 腹部 CT 示肝脓肿

咳痰、恶心呕吐、腹痛等不适,至上海某医院就诊,查梅毒抗体阳性[快速血浆反应素试验(RPR)1:64],给予头孢米诺治疗,3 天前出现双脚水肿呈凹陷性,至我院门诊行 HIV 抗体筛查结果阳性,为求进一步诊治入住我院。

检查诊断:入院后出现高热,查腹部 CT 提示肝脓肿。行经皮肝穿刺、引流液送检核酸检测后明确诊断为阿米巴肝脓肿。

治疗经过:予以脓肿持续引流、甲硝唑抗阿米巴治疗、头孢哌酮钠舒巴坦钠抗细菌、丙种球蛋白提高免疫,氟康唑预防真菌感染,SMZ 预防 PCP、保肝治疗等。发热缓解,脓液引流彻底后拔除引流管。入院 2 周时患者出现反复鲜血便,血红蛋白仅 22 g/L,经反复输血、止血等治疗后效果不佳。急诊行肠镜检查,肠镜见结肠广泛溃疡,表面有渗血,距肛门 30 cm 处一动脉活动性出血,经局部用去甲肾上腺素等止血效果不佳,仍持续活动性出血,急请外科主任到手术室会诊,行手术治疗。术后患者持续肠道出血,经积极对症治疗(予积极补充血容量,加强止血并保肝治疗,补充高能量改善代谢,补充新鲜血浆以改善凝血功能)并继续抗阿米巴、抗病毒、抗感染、肠道凝血药物灌肠等综合治疗后出血缓解。

(齐唐凯)

第三节　细菌性肝脓肿

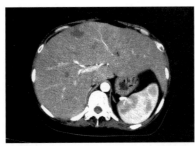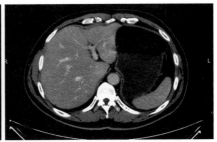

图 5-3-1 治疗前肝右叶脓肿　　图 5-3-2 半年后复查脓肿消失

病情简介:此病例为细菌性肝脓肿。患者女,34 岁,因"HIV 抗体阳性 4 年,头晕乏力 20 天"入院。20 个月前曾因双下肢无力,于本院诊断"结核性脑膜脑炎、结核性脊髓炎",给予抗结核及抗 HIV 治疗。本次因头晕、乏力 20 天入院。

入院检查:查体见左眼失明,右眼视力减退、对光反射迟钝,双下肢肌力 0 级。查 CD4 绝对值 25 cells/μl。

诊断与治疗:给予对症支持治疗;停用替诺福韦改为克力芝,一般情况改善。出现大量水样便,给予更昔洛韦抗巨细胞病毒、抗细菌、对症支持治疗,腹泻缓解。入院 2 周时出现高热,查上腹部 CT:肝左内叶低密度灶-感染性病变可能,请结合临床。临床诊断为细菌性肝脓肿,采用美罗培南及甲硝唑抗感染。US 检查报告:腹部肝、脾肿大;肝内低回声区考虑感染性病灶。B 超:腹部肝内低回声区考虑感染性病灶(范围较前一次超声结果有缩小),请结合临床;肝、脾肿大。给予抗感染治疗 2 周后病情缓解出院。

诊疗要点:患者为青年女性,肝脓肿经过抗细菌治疗迅速改善,诊断考虑细菌性肝脓肿。

(齐唐凯)

第四节　消化系统结核

一、腹腔淋巴结结核

艾滋病患者较普通人群更容易发生肺外结核,其中最常见的为淋巴结结核,包括体表和深部淋巴结结核。浅表淋巴结结核以颈部最多(68%~90%),其次为腋下;深部淋巴结结核包括胸腔、腹腔和盆腔淋巴结结核。

另一方面,结核是艾滋病患者腹腔淋巴结肿大的常见病因;主要鉴别的疾病包括:真菌(如马尔尼菲篮状菌)感染;淋巴瘤;细菌感染(如沙门菌属等)。

腹腔淋巴结结核可导致发热、腹痛、消瘦、盗汗等症状;部分患者无明显临床症状。淋巴结活检及病理检查可以确诊;部分患者通过其他部位(如肺部)结核而推断该诊断;如经过抗结核治疗后病情改善、可支持该诊断。

病情简介:患者为 31 岁男性,4 个月前无明显诱因下出现发热,当地医院行胸部 CT 提示"肺炎",予以左氧氟沙星抗感染治疗,患者体温好转。3 个月前出现腹痛,外院腹部 CT 检查发现腹腔内多发淋巴结肿大,予以头孢菌素抗感染治疗仍无好转。查 HIV 初筛及确认试验阳性。1 周前复查腹部 CT,报告如下:上腹部、胰腺后方、腹主动脉周围、后腹膜可见多个占位性病变,内可见更低密度灶,增强扫描可见边缘强化,中央可见不强化坏死区。腹腔内多发占位,考虑淋巴瘤,请结合临床。

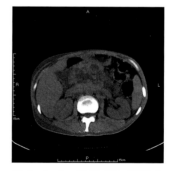

图 5-4-1　腹部 CT:腹腔内多发占位

入院检查:入住本院后,完善痰涂片培养、血培养、粪便涂片等检查。血培养:结核分枝杆菌阳性。

诊断与治疗:明确诊断为播散性结核菌病(肺、肠道、血流),给予抗结核治疗。腹腔淋巴结病变明显缓解,提示为腹腔淋巴结结核。

(齐唐凯)

二、肠结核

肠结核是结核分枝杆菌引起的肠道慢性特异性感染。

主要症状包括：①腹痛，疼痛多为隐痛或钝痛，查体往往有右下腹压痛。②腹泻与便秘：溃疡型肠结核主要表现为腹泻，一般每日 2～4 次，重者每日达 10 余次。增生型肠结核多以便秘为主要表现。部分肠结核患者表现为腹泻与便秘交替。部分患者可表现为便血。③腹部包块：右下腹可扪及固定包块，中等质地，伴有轻度或中度压痛。④全身症状：包括长期发热，伴或不伴盗汗、倦怠、消瘦、贫血等。

主要与以下疾病鉴别：克罗恩病、溃疡性结肠炎、肠道淋巴瘤、肠癌等。

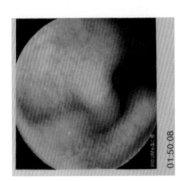

图 5-4-2

病情简介：这是一例在艾滋病、肺结核治疗过程中出现消化道大出血的患者，胶囊内镜检查提示小肠结核，经过加强抗结核治疗后病情缓解。患者 5 年前自行检查发现 HIV 抗体阳性，已经由当地 CDC 确诊。2 个月前因肛周脓肿以及恶心乏力纳差至当地医院就诊，查 CD4 46 cells/μl，给予抗逆转录病毒治疗（替诺福韦、拉米夫定、依非韦仑）后患者仍然低热，反复纳差，当地医院 CT 提示粟粒性肺结核，腹膜后纵隔淋巴结肿大，脾肿大，肠壁增厚。1 个月前开始接受抗结核治疗，以及对症治疗后症状缓解。2 周前进食较多米饭及花生米后，出现柏油样大便，1 日累计 1 000 克，血压降至 72/46 mmHg，心率 120 bpm。给予奥曲肽、垂体后叶素、凝血酶、凝血酶原复合物以及输血治疗后，胃部不适有所改善，但仍然有消化道出血。目前每日柏油样大便约 500 克，遂入住本院。

入院检查：入院后行胃镜检查未见明显异常；胶囊内镜提示浅表性胃炎，小肠黏膜下出血，结肠多发性息肉样病变。

治疗经过：给予加强抗结核治疗（异烟肼、利福布汀、乙胺丁醇、吡嗪酰胺、莫西沙星），以及止血等对症支持治疗，症状缓解出院。2 个月后复查胶囊内镜，黏膜下出血已消退。

（齐唐凯）

三、结核分枝杆菌肝脓肿

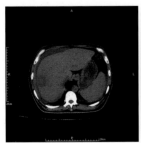 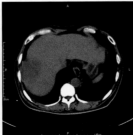 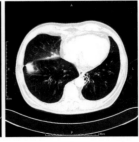 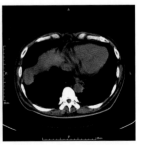

图 5-4-3 肝右叶低密度 图 5-4-4 肝右叶低密度 图 5-4-5 右肺下叶前 图 5-4-6 右肺中叶外
灶，腹腔积液   灶   基底段病变   侧段病变

病情简介：此例为结核分枝杆菌感染致肝脓肿病例,同时累及肺部。患者男性,49 岁,因"反复发热 2 个月,发现 HIV 感染 2 周"入院。患者入院前 2 个月无明显诱因下出现发热,体温最高达 40 ℃,有时伴畏寒寒战,无咳嗽咳痰,无腹痛,伴轻度腹泻。就诊当地医院,予以头孢哌酮钠、环丙沙星抗感染治疗,体温一度好转,但停药后随即反复。完善胸部 CT、血常规等检查未见明显异常,但体温反复且患者自觉进行性消瘦。3 周前再次就诊当地医院,完善检查发现肝脏占位,脓肿可能。予以头孢哌酮钠及左氧氟沙星抗感染治疗,约 4 天后体温恢复至正常,住院期间筛查 HIV 抗体阳性,给予出院。出院后再次出现发热,体温最高达 41 ℃,伴畏寒寒战,体重下降 5 kg 以上。

入院检查：查体腹部轻压痛,无反跳痛,肝区轻叩痛,移动性浊音(＋)。辅助检查：白细胞计数 2.48×10^9/L,血红蛋白测定 98.00 g/L;丙氨酸氨基转移酶 63.00 U/L,天门冬氨酸氨基转移酶 96.00 U/L,乳酸脱氢酶 363.00 U/L,总胆红素 8.20 μmol/L,直接胆红素 5.50 umol/L,白蛋白 30.800 g/L,钠 127.00 mmol/L,氯 90.00 mmol/L;C 反应蛋白 30.20 mg/L;CD4 绝对值 20 cells/μl,CD4/CD8 比值 0.07。T - SPOT. TB 阴性。胸部 CT：两肺少许炎性病变,伴左肺下叶背段、后基底段部分损毁,右侧胸腔及心包少许积液。上腹部 CT：①肝右叶近膈顶占位,肝脓肿可能;胆囊结石,胆囊炎;脾大;腹腔积液。②右侧肾盂结石;右肾下极复杂囊肿可能。③双肺少许炎症。予以腹腔穿刺术,引流出淡黄色液体,腹水检查：白蛋白 21.00 g/L,总蛋白 46.10 g/L。黄色,透明度为微浑,白细胞手工计数 1 430/mm³,红细胞手工计数 7 000/mm³,多核细胞百分比 6.30,单个核细胞百分比 93.70,李凡他试验阳性。病原学检查为阴性。因病灶特点,未行肝脓肿穿刺检查。

治疗经过：给予美罗培南、去甲万古霉素、甲硝唑抗感染,一周后患者仍有高热伴盗汗,遂给予诊断性抗结核治疗(利福平、异烟肼、乙胺丁醇、吡嗪酰胺、莫西沙星)。3 天后体温恢复正常,腹水逐渐吸收。后血培养分枝杆菌阳性,痰培养鉴定为结核分枝杆菌。

(王珍燕 卢洪洲)

第五节 卡波西肉瘤

一、肝脏卡波西肉瘤

卡波西肉瘤是艾滋病最常见的机会性肿瘤。主要由于人类疱疹病毒 8 型(HHV - 8)感染,导致血管内皮细胞癌变形成梭形细胞瘤。卡波西肉瘤病变主要累及皮肤、口腔黏膜、淋巴结和内脏器官。表现轻重不一,轻者为小的皮肤黏膜疾病,重者表现为广泛的器官受累。多数患者首先出现皮肤病变,部分患者内脏疾病有时可能会先于皮肤表现。肝脏卡波西肉瘤并不常见,但往往进展迅速,对化疗不敏感,最终危及生命。

病情简介：这是一例艾滋病、卡波西肉瘤患者,患者起病时表现为口腔、肺部、腹腔多发病变,用多柔比星脂质体化疗后曾有缓解,但病情出现反复,肝脏广泛受累。患者 8 个月前因发热、口腔内散在紫红色肿物于外院检查,发现 HIV 抗体初筛阳性,遂至本院。

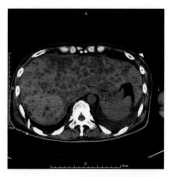

图 5-5-1　腹部 CT 示：肝实质内多发低密度灶

诊断与治疗：口腔活检病理示卡波西肉瘤；肺部及腹部CT 示卡波西肉瘤可能。给予多柔比星脂质体 20 mg 化疗 3次，肺部病灶明显吸收，口腔内病灶部分吸收。给予患者抗HIV 治疗，辅以防治感染用药（氟康唑、克林霉素）。第 4 次化疗前发现患者口腔、肺部及肝脏病灶有所增多，给予继续化疗，病情无明显改善。患者出现气促表现。实验室检查提示严重低氧血症、低蛋白血症（白蛋白低至 16 g/L）。胸部 CT：两肺多发病变，左侧大量胸腔积液，心包见液性密度影。腹部CT：肝实质内多发低密度灶（如图 5-5-1 所示）。患者最终死于呼吸衰竭。

（齐唐凯）

二、口腔卡波西肉瘤

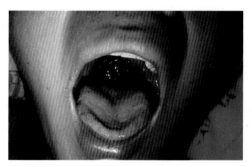

图 5-5-2　口腔卡波西肉瘤（男，27 岁，CD4+ T 细胞计数 36 cells/μl）

（沈银忠　卢洪洲）

第六节　肠道单纯疱疹

　　单纯疱疹是受单纯疱疹病毒（HSV）引起的感染。口腔疱疹包括口周围、面部或唇疱疹，主要由单纯疱疹病毒 1 型引起，少数患者为单纯疱疹病毒 2 型所致。生殖器疱疹会影响生殖器、臀部或肛门部位。生殖器疱疹是一种性传播疾病（STD），主要由单纯疱疹病毒2 型引起，少数患者为单纯疱疹病毒 1 型所致。单纯疱疹感染也可影响眼睛、皮肤或身体的其他部分。

　　HSV 传播通过人与人直接接触。有些人没有症状，可在体内长期潜伏，在免疫功能削弱（如严重感染后）时发作，表现为水疱、发痒和疼痛等症状。该疾病通常呈自限性病程，但新生婴儿或免疫缺陷患者可发生危重疾病。

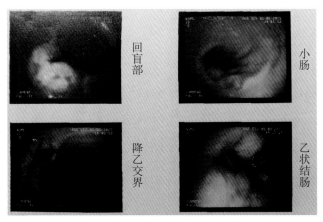

图 5-6-1 肠道单纯疱疹肠镜图

病情简介：这是一例在艾滋病、结核治疗过程中出现肠出血的患者，经过肠镜及病理检查诊断为肠道单纯疱疹。患者男性，44 岁，有同性性行为史。因"HIV 抗体阳性 4 年，发热 2 个月加重 1 周"入院。外院胸部 CT 提示两肺多发斑片状炎症伴间质性病变，抗细菌及 SMZco 治疗效果不佳，经验性抗结核治疗后病情有所改善。抗逆转录病毒治疗后出现高热，影像学表现加重。

治疗经过：入院后经过继续抗结核治疗，患者发热缓解。入院 1 周时患者突然出现大量鲜血样便，伴有腹痛。给予对症止血治疗效果不佳。行肠镜检查，提示结肠肿块，胶囊内镜提示浅表性胃炎、十二指肠溃疡、小肠黏膜下出血。肠镜活检组织标本送病理检查，见病毒包涵体，免疫组化提示 HSV(+)。诊断为肠道单纯疱疹病毒感染，给予阿昔洛韦抗病毒治疗后便血迅速缓解。治疗 2 周后停阿昔洛韦并出院。

（齐唐凯）

第六章

艾滋病相关眼病

艾滋病相关眼病可发生于艾滋病病程的各期,发生眼部病变的 AIDS 患者细胞免疫受损程度重于无眼部病变者。艾滋病相关眼病可无症状,易被忽略,也常致视力损害甚至失明。艾滋病相关眼病包括微血管病变、条件致病微生物眼部感染、眼部肿瘤及神经性眼部异常等。

微血管病变

微血管病变可能由于血液循环中免疫复合物过多,沉积于小动脉、微血管,导致局部免疫复合物性微血管炎,或血管内皮细胞受 HIV 感染所致。

(1) HIV 视网膜病变:是 AIDS 患者最常出现的微血管病变(35%～71%),AIDS 全病程中各期均可发生。表现为眼底后极部沿血管附近视网膜浅层孤立的白色棉绒状混浊和/或小片状、火焰状出血及有白色中心的出血斑(Roth 斑),单发或多发。在视乳头周围者可呈放射状分布。暂时出现,可自行消失,也可在不同部位再出现新的病灶。患者通常无症状,棉绒斑为视网膜神经纤维层微血管梗死性损伤,致局部缺血、缺氧轴浆流运转受阻,神经纤维末端水肿变性。眼底荧光血管造影显示病变局部无灌注。病变吸收后,局部浅层视网膜变薄。

(2) 缺血性黄斑病变:视网膜黄斑区中央凹周围毛细血管受累可引起视力急剧下降,表现为黄斑区视网膜水肿与渗出。

(3) 球结膜微血管异常:裂隙灯下,可见到球结膜微血管管腔不规则、节段性血柱、颗粒状血流、毛细血管瘤、小动脉狭窄呈灰色线状。

条件致病微生物眼部感染

HIV - 1 选择性地破坏细胞免疫系统,导致免疫衰竭,从而引起多种条件性致病微生物感染。

(1) 巨细胞病毒性视网膜炎:AIDS 患者中 12%～51%并发巨细胞病毒性视网膜炎,随着 AIDS 患者增多,治疗后生命延长,巨细胞病毒性视网膜炎发病率增加。本病常见于

AIDS患者病程晚期,可以在全身其他症状出现前首先出现。双眼或单眼发病,不治疗时双眼均可累及,最后失明。仅周边眼底病变时可无自觉症状或仅有轻度视物模糊、闪光感及眼前漂浮物感。病变始于眼底后极部则有视野缺损。眼底表现为视网膜沿血管弓周围散在的白色颗粒状斑或黄白色奶酪样坏死灶,大小不一。渗出斑初始时似棉絮斑,边缘模糊,逐渐扩大融合,进行缘处有淡灰色卫星状混浊,常伴出血斑、视网膜水肿、黄斑区浆液性渗出或星芒状渗出。玻璃体无混浊或仅轻度混浊,严重者前节可有炎症反应,角膜后灰白色沉积物,房水中见炎性细胞。眼底荧光血管造影见广泛血管渗漏、血管闭塞,大片视网膜区域无灌注、低荧光,出血处荧光遮蔽。经治疗坏死病灶吸收后,病变部位视网膜呈白色瘢痕、变薄,色素脱失、堆积。巨细胞病毒感染也可表现为视神经炎、闭塞性血管炎、霜样血管周围炎、视网膜动脉阻塞、视网膜静脉阻塞等。巨细胞病毒性视神经炎患者视力下降,视盘水肿、边界模糊,视盘及周围视网膜火焰状出血。巨细胞病毒性视网膜血管炎表现为视网膜血管周围白鞘,视网膜水肿。视网膜动脉阻塞患者,根据阻塞部位不同引起视力损害程度不同,动脉滋养区域视网膜灰白色水肿,视网膜静脉阻塞表现为视网膜出血及渗出。

（2）弓形体性视网膜脉络膜炎：弓形体原虫可能经短睫状动脉达后极部视网膜或自脑脊液达视盘附近,表现为单眼局限或弥漫性坏死性视网膜脉络膜炎。患者视力减退,黄斑区或视盘附近单发或多发灰白色渗出灶,直径 2～3 PD,病灶边缘模糊,稍隆起,邻近视网膜水肿。常有玻璃体、前房炎症。病变退行后病灶区色素沉着,灰白色瘢痕增殖。

（3）非结核分枝杆菌性视网膜脉络膜炎：发生于合并非结核分枝杆菌感染的 AIDS 患者,常发病急剧,表现为眼胀痛及视力急剧下降,患眼睫状充血,角膜后大量尘状灰白色沉积物,可有前房积脓,房水混浊,或有纤维素性渗出,虹膜纹理模糊,瞳孔可有后粘连,玻璃体程度不等混浊,视网膜有或无渗出病灶。治疗后可反复发作。

（4）其他条件性致病微生物感染：AIDS 患者可合并眼部带状疱疹、病毒性角膜炎、真菌性角膜炎、细菌性角膜炎、葡萄膜炎、急性坏死性视网膜炎、真菌性眼内炎等。

眼部肿瘤

（1）卡波西肉瘤：AIDS 的常见并发症,也可为其首发表现。肿瘤位于眼睑、睑结膜、球结膜、泪腺、虹膜等处,以眼睑及结膜为多见。病灶呈暗红色或鲜红色扁平状、片状、结节状或弥漫状血管性肿物,孤立或多发,可相互融合。常无自觉症状,进展缓慢。经化疗药物治疗后可全部或部分消退。

（2）眼淋巴瘤：常为全身淋巴瘤的眼部表现,肿瘤多侵犯脉络膜、视神经、视网膜、眼眶等组织。脉络膜淋巴瘤表现为视网膜下白色或黄白色实性隆起,病灶边界不清,可引起视网膜脱离。

神经性眼部异常

合并中枢神经系统 HIV 感染、脑膜炎、脑炎、肿瘤及血管性疾病的 AIDS 患者,可引起

Ⅲ、Ⅳ、Ⅵ脑神经障碍,表现为眼睑下垂、复视、眼内肌麻痹、眼外肌麻痹、视乳头水肿、视乳头炎、视神经萎缩等。

并发症

艾滋病相关眼病的并发症包括并发性白内障、视网膜脱离、继发性青光眼等,其中并发性白内障及视网膜脱离发病率较高,是影响患者眼视光功能的主要原因之一。并发性白内障表现为患眼晶状体皮质均一或不均一性白色混浊,发展较快,严重时眼底窥不进。浆液性视网膜脱离发生于视网膜炎发展阶段,孔源性视网膜脱离可发生于视网膜炎晚期或炎症静止期,裂孔出现在已退行的视网膜变薄萎缩区、病变视网膜与正常视网膜交界处。继发性青光眼常发生于前部葡萄膜炎进展期,前房炎症严重,可有纤维素性渗出。

（杨娅玲　何太雯）

第一节　眼微循环障碍

微血管病变可能由于血循环中免疫复合物过多,沉积于小动脉、微血管致局部免疫复合物性微血管炎或血管内皮细胞受 HIV 感染所致。

一、球结膜微循环障碍

球结膜微循环障碍主要表现为球结膜微血管管腔不规则、节段状血柱、颗粒状血流、毛细血管瘤、小动脉狭窄呈灰色线状等。

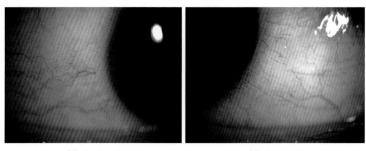

图 6-1-1　　　　　　　　　图 6-1-2

图片说明:图 6-1-1 与图 6-1-2 显示双眼球结膜血管迂曲、血流颗粒状、小出血点。

病情简介:患者男,32 岁,CD4+T 细胞计数 67 cells/μl,眼科检查见双眼球结膜血管迂曲、血流颗粒状、小出血点。

治疗经过:抗 HIV 治疗 3 天。

二、HIV 视网膜病变

HIV 视网膜病变是视网膜微循环障碍的表现,发生于 HIV 感染的各期,通常没有自诉症状,随着机体免疫力增强,可自行消失。表现为眼底后极部单个或多个灰白色棉絮斑,有或无点状、片状出血灶。

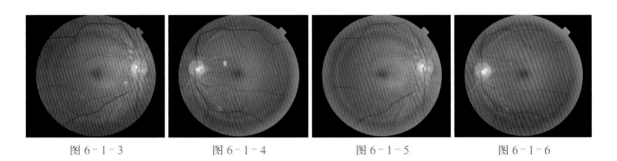

图 6-1-3　　　　　图 6-1-4　　　　　图 6-1-5　　　　　图 6-1-6

图片说明:图 6-1-3 与图 6-1-4 为右眼、左眼后极部视网膜棉絮斑。图 6-1-5 与图 6-1-6 为同一患者的右眼、左眼视网膜棉絮斑变小,色变淡。

病情简介:患者男,51 岁,CD4$^+$ T 细胞计数 77 cells/μl,无眼部自觉症状。

眼科检查:常规眼科检查发现眼底病变,双眼视网膜后极部散在大小不等、灰白色棉絮斑病灶,无进展边缘。经抗 HIV 治疗及改善微循环治疗 3 周后复诊,双眼视网膜棉絮斑明显减小、变淡。

(杨娅玲　何太雯)

第二节　球 结 膜 下 出 血

球结膜下出血是各种原因导致的眼球结膜毛细血管破裂而引起的出血,单纯的球结膜下出血通常无不适症状,仅表现为眼睛红。

病情简介:患者男,37 岁,CD4$^+$ T 细胞计数 56 cells/μl,因眼红 1 天来眼科就诊。

眼科检查:检查见左眼颞侧球结膜下大片鲜红色出血,无水肿,眼部其他检查未见异常。

治疗经过:给予冷敷 2 天,热敷 3 天,结膜下出血逐渐吸收。

(杨娅玲　何太雯)

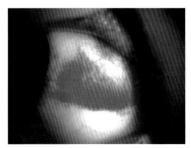

图 6-2-1　左眼颞侧结膜下大片鲜红色出血

第三节　角　膜　炎

由于角膜的解剖位置是直接与外界接触,比较容易受到各种外界因素的影响而发炎,直接从事工农业生产者更是如此。角膜本身无血管,其营养来源除房水供应外,周边角膜主要依赖角膜缘血管网。引起角膜炎症的病因复杂,角膜损伤导致感染是角膜炎较常见原因,全身性疾病如结核、风湿、梅毒等可引起变态反应性角膜炎,角膜邻近组织疾病也可引起角膜炎,如急性结膜炎可引起浅层点状角膜炎,巩膜炎可导致硬化性角膜炎,色素膜炎也可引起角膜炎。眼睑缺损合并睑裂闭合不全时,可发生暴露性角膜炎等。不同类型角膜炎表现不同。

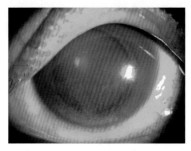

图 6-3-1　结膜无充血,角膜上皮点状缺损,荧光素染色着色,浅基质层透明

一、角膜上皮炎

病情简介:患者男,36 岁,因"右眼异物感 1 周"就诊,CD4$^+$T 细胞计数 94 cells/μl。

眼科检查:双眼矫正视力 1.0,右眼结膜无明显充血,右眼角膜上皮弥漫性点状损伤,荧光素染色着色。

治疗经过:给予点眼,促进角膜上皮修复。经治疗,角膜恢复正常。

二、病毒感染角膜炎

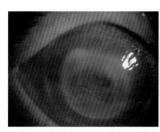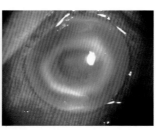

图 6-3-2　　　　　　图 6-3-3

图片说明:图 6-3-2、图 6-3-3 双眼球结膜充血水肿,角膜上皮缺损,基质层环状灰白色炎性浸润,后弹力层皱褶,KP(++),前房窥不清。

病情简介:患者男,51 岁,因"双眼红痛伴视力下降半月"就诊,CD4$^+$T 细胞计数 224 cells/μl,未进行抗 HIV 治疗,发病前半月有感冒病史。眼科检查:右眼视力 0.2,左眼视力 0.2,双眼球结膜睫状充血,高度水肿,角膜上皮缺损,基质层环状灰白色炎性浸润,后弹力层皱褶,KP(++),前房窥不清。

诊断与治疗:双眼角膜炎,考虑病毒感染,给予点更昔洛韦眼凝胶、左氧氟沙星滴眼液、复方托吡卡胺滴眼液,全身用更昔洛韦静滴,并开始抗 HIV 治疗。经治患者双眼角膜炎性浸润逐渐消退,上皮修复,遗留基质层瘢痕。

三、角膜基质炎

图片说明：图6-3-4、图6-3-5显示眼球上方、下方及颞侧角膜基质局限性灰白色混浊。

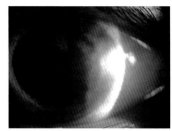 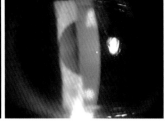

图6-3-4　　　　　　图6-3-5

病情简介：患者男，23岁，因"左眼视物模糊20余天"就诊，CD4$^+$T细胞计数471 cells/μl，抗HIV治疗1个月，有神经梅毒病史，血浆RPR 1：16。

眼科检查：左眼视力1.0，左眼角膜上皮光滑，荧光素无着染，上方及鼻下方角膜基质层灰白色炎性浸润，KP（－），前房（－）。

诊断与治疗：诊断为左眼角膜基质炎，考虑梅毒性角膜炎，给予青霉素治疗。经治左眼角膜炎性浸润逐渐消退，遗留少许角膜云翳。

（杨娅玲　何太雯）

第四节　前　房　出　血

因外伤或凝血功能障碍，虹膜血管破裂，导致前房出血。AIDS患者常因骨髓抑制导致全血三系减少或贫血、血小板减少，出现前房出血。

图片说明：图6-4-1前房出血，下方血液液平3 mm，前房充满血细胞。

病情简介：患者男，28岁，因"左眼视力下降伴胀痛2天"就诊，CD4$^+$T细胞计数471 cells/μl，抗HIV治疗1个月，全血三系明显降低，血红蛋白88 g/L，血小板4×10^9/L。

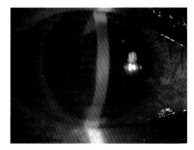

图6-4-1

眼科检查：左眼视力眼前手动，眼压35 mmHg，角膜轻度水肿，前房积血，液平3 mm，房水中大量血细胞，瞳孔蒙眬见圆，后节窥不进。

诊断与治疗：诊断为左眼前房积血，考虑与血小板过低有关。内科予以输血、抗HIV治疗，双眼包封制动，点布林佐胺滴眼液降眼压。经治前房积血逐渐吸收，此时检查眼底，见视网膜散在多量出血。

（杨娅玲　何太雯）

第五节 白 内 障

晶状体混浊称为白内障。老化、遗传、代谢异常、外伤、辐射、中毒和局部营养不良等,可引起晶状体囊膜损伤,使其渗透性增加,丧失屏障作用,或导致晶状体代谢紊乱,使晶状体蛋白发生变性,形成混浊。AIDS 合并白内障多为并发性白内障,常继发于视网膜炎、葡萄膜炎后,房水代谢异常,导致晶体混浊。

• 病例(一) •

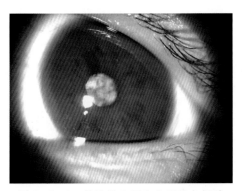

图 6-5-1 晶状体皮质白色不均匀混浊

病情简介:患者男,5 岁,因"家长发现左眼球瞳孔区发白 2 年"就诊,CD4$^+$ T 细胞计数451 cells/μl,抗 HIV 治疗 5 年,否认外伤史及遗传性疾病家族史。

眼科检查:左眼视力无光感,角膜透明,前房(一),瞳孔圆,对光反应极迟钝,晶状体皮质不均一混浊,后节无法窥入。

• 病例(二) •

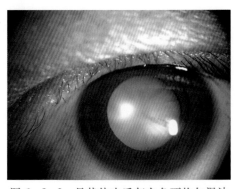

图 6-5-2 晶状体皮质灰白色不均匀混浊

病情简介：患者男，32岁，因"右眼视力明显下降3个月"就诊，CD4$^+$T细胞计数259 cells/μl，抗HIV治疗2年，1年前右眼患巨细胞病毒性视网膜炎，经更昔洛韦治疗后视网膜炎消退。

眼科检查：右眼视力光感，角膜透明，前房安静，瞳孔（－），晶体皮质均匀灰白色混浊，眼底窥不入。

• 病例（三）•

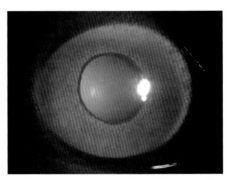

图6-5-3 晶状体皮质灰色均匀混浊

病情简介：患者男，43岁，因"左眼视力明显下降2周"就诊，CD4$^+$T细胞计数98 cells/μl，抗HIV治疗2年，2年前左眼患结核性葡萄膜炎，经加强抗结核治疗，葡萄膜炎消退。

眼科检查：左眼视力光感，角膜透明，前房安静，瞳孔（－），晶状体皮质均匀灰白色混浊，眼底窥不进。

• 病例（四）•

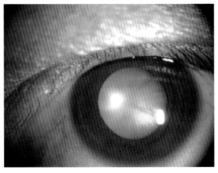

图6-5-4 晶状体皮质灰白色均匀混浊

图片说明：患者男，26岁，AIDS合并巨细胞病毒视网膜炎后，晶状体皮质灰白色均匀混浊。

（杨娅玲　何太雯）

第六节　葡　萄　膜　炎

葡萄膜炎是一类由多种病因引起的葡萄膜炎症。按部位分为前葡萄膜炎、中间葡萄膜炎、后葡萄膜炎、全葡萄膜炎。按病因分为感染性与非感染性。AIDS 患者葡萄膜炎多为感染性葡萄膜炎，由病毒、结核杆菌、梅毒螺旋体、弓形体等病原体引起。

一、梅毒性葡萄膜炎

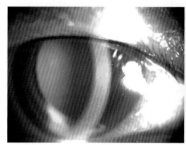

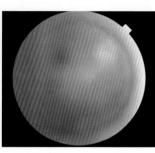

图 6 - 6 - 1　　　　　　　　图 6 - 6 - 2

图片说明：图 6 - 6 - 1 球结膜睫状充血，角膜上皮光滑，角膜后大量灰白色尘状 KP（＋＋＋），房水混浊，大量炎性细胞，丁达尔征（＋＋＋），瞳孔圆，呈药物性散大。图 6 - 6 - 2 玻璃体严重混浊，眼底不清。

病情简介：患者男，56 岁，因"右眼视力下降 2 月"就诊，曾外院反复就诊，以"葡萄膜炎"给予糖皮质激素治疗，无好转。CD4$^+$T 细胞计数 313 cells/μl，未用抗 HIV 治疗，RPR 1∶64。

眼科检查：右眼视力眼前手动，球结膜睫状充血，角膜上皮光滑，角膜后大量灰白色尘状 KP，房水混浊，大量炎性细胞，丁达尔征（＋＋＋），瞳孔圆，药物性散大，玻璃体严重混浊，眼底窥不清。

诊断与治疗：诊断为右眼梅毒性葡萄膜炎。给予青霉素治疗，局部点泼尼松龙滴眼液、复方托吡卡胺滴眼液，口服卵磷脂络合碘片。经治疗患者前房炎症消退，玻璃体混浊明显减轻，视力提高至 0.2。内科脑脊液检查明确神经梅毒诊断。

二、结核性葡萄膜炎

图片说明：图 6 - 6 - 3 球结膜睫状充血明显，角膜透明，前房积脓，液平 3 mm，房水大量炎性细胞，丁达尔征（＋＋），瞳孔圆，药物性散大。图 6 - 6 - 4 玻璃体炎性细胞（＋），视网膜平伏，未见明显渗出灶。

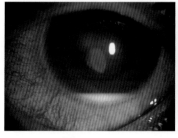
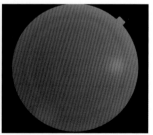

图 6 - 6 - 3　　　　　　　　图 6 - 6 - 4

病情简介：患者男，41 岁，因"右眼红、视力明显下降 3 天"就诊，CD4$^+$T 细胞计数 313 cells/μl，抗 HIV 治疗 2 年，有肺结核病史,抗结核治疗中。

眼科检查:右眼视力 0.01,右眼球结膜睫状充血明显,角膜透明,前房积脓,液平 3 mm,房水大量炎性细胞,丁达尔征(＋＋),瞳孔圆,药物性散大,玻璃体炎性细胞(＋),视网膜平伏,未见明显渗出灶。

诊断与治疗:诊断为右眼结核性葡萄膜炎。局部点泼尼松龙滴眼液、复方托吡卡胺滴眼液,口服卵磷脂络合碘。全身加强抗结核治疗。治疗后患者前房炎症消退,玻璃体混浊明显减轻,矫正视力提高至 0.8。

三、巨细胞病毒性葡萄膜炎

图片说明:图 6-6-5 球结膜睫状充血,角膜透明,角膜后灰白色尘状、片状 KP(＋),房水炎性细胞,瞳孔圆,药物性散大。图 6-6-6 玻璃体混浊(＋＋),眼底略蒙眬见视网膜平伏,下方视网膜坏死灶伴出血。

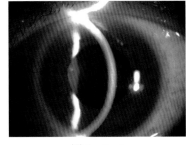

图 6-6-5　　　　　　　　　图 6-6-6

病情简介:患者男,46 岁,因"左眼视物模糊 2 个月"就诊,CD4$^+$T 细胞计数 39 cells/μl,未行抗 HIV 治疗。

眼科检查:左眼视力 0.15,左眼球结膜睫状充血,角膜透明,角膜后灰白色尘状、片状 KP(＋),房水炎性细胞(＋),丁达尔征(＋),瞳孔圆,药物性散大,玻璃体炎性细胞(＋＋),眼底略蒙眬见视网膜平伏,下方视网膜坏死灶伴出血。

诊断与治疗:诊断为左眼巨细胞病毒性葡萄膜炎。局部点泼尼松龙滴眼液、复方托吡卡胺滴眼液,口服卵磷脂络合碘片。全身膦甲酸钠、更昔洛韦静滴抗巨细胞病毒治疗。经治患者前房炎症消退,玻璃体混浊明显减轻,视力提高至 0.5。

(杨娅玲　何太雯)

第七节　巨细胞病毒性视网膜炎

巨细胞病毒性视网膜炎多发生于 CD4$^+$T 细胞计数低于 100 cells/μl 的 AIDS 患者。因巨细胞病毒感染视网膜,导致视网膜组织坏死、出血,玻璃体无或轻度混浊。患者可有眼前黑影,视力及视野损害程度依赖视网膜坏死的部位及范围,通常后极部视网膜坏死对视力及视野影响出现较早较重,周边部视网膜坏死对视力及视野影响出现较晚,有部分患者无自觉症状,眼科常规检查时发现。治疗以全身抗巨细胞病毒治疗为主,部分患者可给予玻璃体腔注射更昔洛韦,提高治疗效果。经过治疗,视网膜坏死及出血逐渐吸收,遗留视网膜瘢痕,色素紊乱,部分血管白线化。

• 病例（一）•

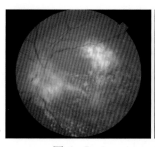

图 6-7-1　　　　　图 6-7-2

图片说明：图 6-7-1 沿视网膜颞下支血管及黄斑上方视网膜大范围黄白色坏死，伴出血，病灶边缘有颗粒状进展灶，病变累及黄斑。图 6-7-2 显示病灶吸收，遗留瘢痕。

病情简介：患者男，47 岁，因"左眼视物模糊 1 月余"就诊，抗 HIV 治疗 3 个月，CD4$^+$T 细胞计数 14 cells/μl。

眼科检查：右眼视力 1.0，左眼视力 0.1，左眼玻璃体少许炎性细胞，沿视网膜颞下支血管及黄斑上方视网膜大范围黄白色坏死伴出血，病灶边缘有颗粒状进展灶，病变累及黄斑。

诊断与治疗：诊断为"左眼巨细胞病毒性视网膜炎"，给予更昔洛韦注射液诱导治疗及更昔洛韦胶囊维持治疗，病灶逐渐吸收，遗留瘢痕，视力提高到 0.25。

• 病例（二）•

图片说明：图 6-7-3 上方中周部视网膜大范围黄白色坏死，无明显出血。图 6-7-4 显示坏死病灶逐渐吸收，遗留白色瘢痕。

病情简介：患者女，23 岁，因"右眼视力下降伴眼前黑影 3 个月"就诊，抗 HIV 治疗 1 周，CD4$^+$T 细胞计数 52 cells/μl。

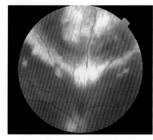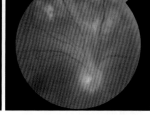

图 6-7-3　　　　　图 6-7-4

眼科检查：右眼视力 1.0，左眼视力 1.2，右眼玻璃体少许炎性细胞，上方中周部视网膜大范围黄白色坏死，无明显出血。

诊断与治疗：诊断为"右眼巨细胞病毒性视网膜炎"，给予抗巨细胞病毒诱导及维持治疗，坏死病灶逐渐吸收，遗留白色瘢痕。

• 病例（三）•

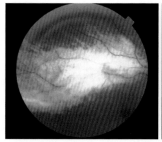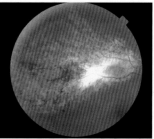

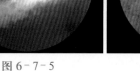

图 6-7-5　　　　　图 6-7-6

图片说明：图 6-7-5 沿颞上支视网膜黄白色坏死，颗粒状进展边缘，黄斑累及。图 6-7-6 视网膜瘢痕修复，大量色素紊乱。

病情简介：患者女，38 岁，因"肺部感染"住感染科病房治疗，CD4$^+$T 细胞计数 14 cells/μl。无眼部不适。

　　眼科检查：常规检查发现右眼玻璃体少许炎性细胞，右眼沿颞上支视网膜黄白色坏死，颗粒状进展边缘，黄斑累及。

　　诊断与治疗：诊断为"右眼巨细胞病毒性视网膜炎"。经膦甲酸钠及更昔洛韦诱导及维持治疗，视网膜瘢痕修复，大量色素紊乱。

• 病例（四）•

　　图片说明：图 6-7-7 视网膜大面积黄白色坏死，颗粒状进展边缘，黄斑累及，视网膜血管白鞘。图 6-7-8 视网膜瘢痕修复，大量色素紊乱。

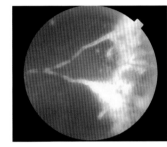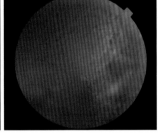

图 6-7-7　　　　　　　　　图 6-7-8

　　病情简介：患者男，29 岁，因"右眼视力下降 1 月余"就诊，CD4$^+$T 细胞计数 20 cells/μl。

　　眼科检查：右眼视力光感，右眼玻璃体轻度混浊，视网膜大面积黄白色坏死，颗粒状进展边缘，黄斑累及，视网膜血管白鞘。

　　诊断与治疗：诊断为"右眼巨细胞病毒性视网膜炎"。经膦甲酸钠及更昔洛韦诱导及维持治疗，视网膜瘢痕修复，大量色素紊乱。

（杨娅玲　何太雯）

第八节　巨细胞病毒性视神经视网膜炎

　　巨细胞病毒感染引起的视神经及视网膜炎，除了有视网膜组织坏死、出血等表现外，还有视盘水肿隆起、边界模糊，视盘表面及周围视网膜出血，坏死及出血组织遮盖血管。此类患者视力损害较重，甚至下降至光感。经过抗巨细胞病毒治疗及神经营养治疗，视神经视网膜坏死及出血逐渐吸收，部分患者视神经萎缩，视网膜遗留视网膜瘢痕，色素紊乱，部分血管白线化。

• 病例（一）•

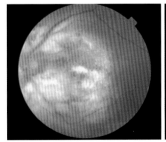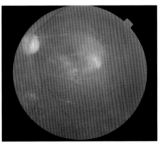

图 6-8-1　　　　　　　　　图 6-8-2

　　图片说明：图 6-8-1 左眼视神经及周围视网膜、上方视网膜大范围黄白色坏死伴出血，黄斑水肿皱褶。图 6-8-2，视网膜瘢痕修复，大量色素紊乱，视神经边界变清楚，颜色变淡。

　　病情简介：患者男，25 岁，因

"左眼视力下降1个月"就诊,CD4$^+$T细胞计数33 cells/μl。

眼科检查:左眼视力0.12,左眼玻璃体轻度混浊,视神经及周围视网膜、上方视网膜大范围黄白色坏死伴出血,黄斑水肿皱褶。

诊断与治疗:诊断为"左眼巨细胞病毒性视神经视网膜炎"。经膦甲酸钠及更昔洛韦诱导及维持治疗,视网膜瘢痕修复,大量色素紊乱,视盘边界变清楚,颜色变淡。

· 病例(二) ·

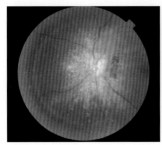
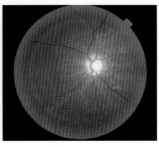

图6-8-3　　　　　图6-8-4

图片说明:图6-8-3左眼视神经及周围视网膜黄白色坏死,视盘颞侧及上方出血。图6-8-4显示视网膜炎症吸收,视网膜变薄,色素紊乱,视神经边界变清楚,颜色苍白。

病情简介:患者男,33岁,因"左眼视力下降2周"就诊,CD4$^+$T细胞计数14 cells/μl。

眼科检查:左眼视力0.06,左眼玻璃体轻度混浊,左眼视神经及周围视网膜黄白色坏死,视盘颞侧及上方出血。

诊断与治疗:诊断为"左眼巨细胞病毒性视神经视网膜炎"。经膦甲酸钠及更昔洛韦诱导及维持治疗,视网膜炎症吸收,视网膜变薄,色素紊乱,视盘边界变清楚,颜色苍白,视力提高到0.5。

（杨娅玲　何太雯）

第九节　视网膜血管炎

视网膜血管炎是各种病原体侵犯视网膜血管内皮细胞或免疫复合物沉积引起的视网膜血管的炎症,表现为视网膜血管白鞘,可以合并视网膜炎、视神经炎、视网膜出血等。该病患者视力损害较重,经治疗后视网膜血管炎症消退,白鞘消失,部分患者的血管白线化。

· 病例(一) ·

病情简介:患者女,28岁,因"右眼视力下降2个月"就诊,CD4$^+$T细胞计数20 cells/μl,未行抗HIV治疗。

眼科检查:右眼视力0.3,玻璃体无混浊,视网膜多处坏死灶,视网膜血管白鞘明显。

诊断与治疗:诊断为右眼巨细胞病毒性视网膜血管炎。给予更昔洛韦治疗。经治视网膜坏死及血管炎症消退,血管白鞘消失。

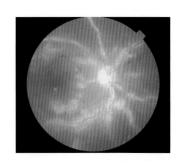

图6-9-1　视网膜多处坏死灶,视网膜血管白鞘明显

• 病例（二）•

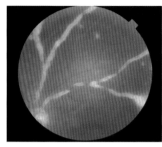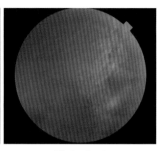

图片说明：图 6-9-2 视网膜血管白鞘明显，周边视网膜黄白色坏死病灶伴出血。图 6-9-3 显示视网膜坏死及血管炎症消退，血管白鞘消失。

图 6-9-2　　　　　　图 6-9-3

病情简介：患者男，29 岁，因"左眼视力下降 1 个月"就诊，CD4$^+$T 细胞计数 12 cells/μl，抗 HIV 治疗 1 周。

眼科检查：左眼视力 0.4，玻璃体无混浊，视网膜血管白鞘明显，周边视网膜黄白色坏死伴出血。

诊断与治疗：诊断为右眼巨细胞病毒性视网膜血管炎。给予更昔洛韦治疗。经治视网膜坏死及血管炎症消退，血管白鞘消失，视力提高到 0.8。

（杨娅玲　何太雯）

第十节　眼 部 结 核

结核杆菌侵犯眼部不同部位组织，可以引起不同的眼部表现。最常见的眼部结核为结核性脉络膜视网膜炎、脉络膜结核结节，严重者发展为结核性眼内炎。眼部结核的治疗以全身使用抗结核药物为主，出现前部葡萄膜炎时，给予糖皮质激素点眼、散瞳及对症治疗。

一、局灶性结核性脉络膜视网膜炎

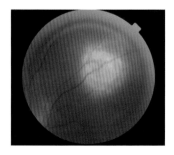

图 6-10-1　鼻上方视网膜黄白色隆起病灶，边界不清

病情简介：患者男，35 岁，因"双眼视力下降半月"就诊，抗 HIV 治疗 9 个月，抗结核治疗 5 个月，CD4$^+$T 细胞计数 19 cells/μl。

眼科检查：右眼视力 1.0，左眼视力光感，右眼玻璃体轻度混浊，鼻上方视网膜黄白色隆起病灶，边界不清，左眼球结膜高度水肿，玻璃体混浊明显，眼底窥不进。

诊断与治疗：诊断为双眼结核性脉络膜视网膜炎。给予加强抗结核治疗。

二、脉络膜结核结节

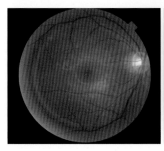
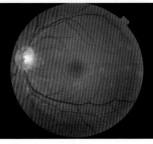

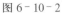
图 6-10-2　　　　　图 6-10-3

图片说明：图 6-10-2 为右眼黄斑区颞上方视网膜隆起灰白色结节。图 6-10-3 显示左眼视网膜下多个轻度隆起结节。

病情简介：患者男，35 岁，抗 HIV、抗结核治疗 7 个月，CD4$^+$T 细胞计数 179 cells/μl。

眼科检查：双眼视力 1.0，玻璃体无混浊，右眼黄斑区颞上方视网膜隆起灰白色结节，左眼视网膜下多个轻度隆起结节。

诊断与治疗：诊断为双眼脉络膜结核结节。给予加强抗结核治疗。

三、结核性眼内炎

图片说明：图 6-10-4 显示眼睑高度浮肿，球结膜高度水肿突出于睑裂外并遮挡角膜，影响眼内观察，角膜尚透明，前房炎性细胞（＋）。

病情简介：患者女，47 岁，因"右眼视物模糊 3 个月，加重并疼痛 2 周"就诊。患者 3 个月前开始右眼视物模糊，曾在当地就诊，给予点眼治疗。此期间患者一直反复发热，身体状况较差，未对眼睛情况引起重视，2 周前视力下降明显加重，并出现眼睛胀痛，外院 B 超显示右眼球内占位，未做任何处理。CD4$^+$T 细胞计数 21 cells/μl，抗 HIV 治疗 2 个月。

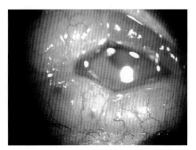
图 6-10-4

眼科检查：右眼视力 0.02，眼压较高，眼睑高度浮肿，球结膜高度水肿突出于睑裂外并遮挡角膜，影响眼内观察，角膜尚透明，前房炎性细胞（＋），玻璃体轻度混浊（＋＋），视网膜黄白色改变，高度隆起。患者右眼视力迅速恶化至失明，疼痛难忍，给予摘除眼球。

诊断与治疗：病理诊断为眼结核。后感染科诊断为肺结核，给予抗结核治疗。

（杨娅玲　何太雯）

第十一节　贫血性视网膜病变

贫血时的眼部表现依据贫血的性质与程度不同而异。急性大量的失血可引起结膜苍白、前部缺血性视神经病变甚至永久性失明。慢性少量的长期失血，则表现为结膜苍白、眼睑水肿。恶性贫血者则可有视网膜脉络膜出血,一般认为红细胞数少于 2.5×10^6/L 以下,即可产生视网膜脉络膜的出血。

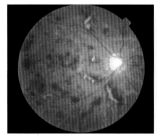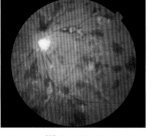

图 6-11-1　　　　　图 6-11-2

图片说明:图 6-11-1、图 6-11-2 显示双眼视网膜散在多量出血灶、棉絮斑、ROTH 斑,黄斑累及。

病情简介:患者男,25 岁,因"隐脑、肺结核、贫血"住感染科治疗,抗 HIV 治疗 2 天,CD4[+] T 细胞计数 6 cells/μl,血红蛋白 85 g/L,红细胞 2.49×10^{12}/L。

眼科检查:右眼视力眼前数指,左眼视力 0.08,双眼玻璃体少许血细胞,视网膜散在多量出血灶,棉絮斑,ROTH 斑,黄斑累及。

诊断与治疗:诊断为双眼贫血性视网膜病变。感染科治疗纠正贫血。

(杨娅玲　何太雯)

第十二节　血小板减少视网膜病变

血小板减少可引起眼睑、结膜、眼眶和眼底等部位出血。血小板减少视网膜病变表现为视网膜散在出血灶,数量多少不一,严重者可有视网膜前出血及玻璃体积血。

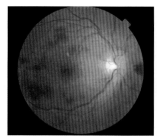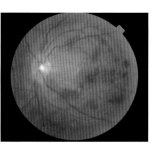

图 6-12-1　　　　　图 6-12-2

图片说明:图 6-12-1、图 6-12-2 显示双眼视网膜广泛新旧出血灶。

病情简介:患者男,33 岁,因"隐球菌脑膜炎"住感染科治疗,抗 HIV 治疗 2 个月,CD4[+] T 细胞计数 32 cells/μl,血小板计数 72×10^9/L。

眼科检查:右眼视力 0.5,左眼视力 0.8,双眼视网膜广泛新旧出血灶。

诊断与治疗:诊断为血小板减少视网膜病变,感染科予升血小板治疗。

(杨娅玲　何太雯)

第十三节　梅毒性视神经炎

梅毒性视神经炎是梅毒螺旋体侵犯视神经引起的炎性病变,常合并神经梅毒。表现为视力下降、视野缺损,视盘充血水肿,边界不清,可伴有出血。

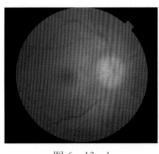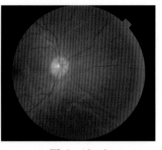

图 6 - 13 - 1   图 6 - 13 - 2

图片说明：图 6 - 13 - 1 视盘水肿，边界不清，视网膜略污秽。图 6 - 13 - 2 视盘水肿消退，边界清楚。

病情简介：患者男，29 岁，因"双眼视物模糊 2 周"就诊，CD4$^+$T 细胞计数 82 cells/μl，未行抗 HIV 治疗，既往有梅毒病史，血 RPR 1：64。眼科检查：双眼视力 1.0，角膜后少许 KP，玻璃体少许炎性细胞，眼底视盘水肿，边界不清，视网膜略污秽。诊断为双眼梅毒性视神经炎。给予青霉素治疗，经治疗视盘水肿消退。

（杨娅玲 何太雯）

第十四节 视 盘 水 肿

视盘水肿为视盘非炎症性阻塞性水肿，是由于视神经外面的 3 层鞘膜分别与颅内的 3 层鞘膜相连续，颅内的压力可经脑脊液传至视神经处，通常情况下眼内压高于颅内压，一旦此平衡破坏后引起视盘水肿。AIDS 患者常合并隐球菌脑膜炎、结核性脑膜炎等，高颅压持续时间较长，导致视盘边界不清、水肿、高度隆起，可伴有视盘表面出血。高颅压下降后，视盘水肿逐渐消退，不同程度视神经萎缩。

图片说明：图 6 - 14 - 1 显示视乳头高度隆起，边界模糊，视盘表面少许出血灶，视网膜静脉扩张迂曲。

病情简介：患者男，21 岁，因"隐球菌脑膜炎"住感染科病房治疗，CD4$^+$T 细胞计数 201 cells/μl，抗 HIV 治疗 2 个月，颅压大于 400 cmH$_2$O。左眼视物模糊 2 周。

眼科检查：左眼视力 0.5，不能矫正，玻璃体透明，左眼视乳头高度隆起，边界模糊，视盘表面少许出血灶，视网膜静脉扩张迂曲。

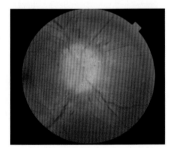

图 6 - 14 - 1

诊断与治疗：诊断为视盘水肿，感染科治疗原发病及降低颅压、神经营养治疗。

（杨娅玲 何太雯）

第十五节 视 神 经 萎 缩

视神经萎缩是指任何疾病引起视网膜神经节细胞和其轴突发生病变，致使视神经全部变细的一种形态学改变，一般发生于视网膜至外侧膝状体之间的神经节细胞轴突变性。

AIDS患者视神经萎缩多继发于视神经炎及视盘水肿后,表现为视盘颜色淡白甚至苍白,患者视力降低甚至失明。

病情简介:患者男,25岁,抗HIV治疗1年余,抗隐球菌治疗1年,CD4$^+$T细胞计数266 cells/μl。

眼科检查:曾因高颅压持续较长时间,导致视盘水肿。

诊断与治疗:经感染科治疗,颅压下降,视盘水肿逐渐消退,视神经白色萎缩,边界清楚。

(杨娅玲 何太雯)

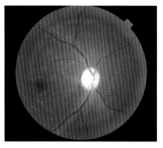

图6-15-1 视神经白色萎缩,边界清楚

第十六节 视网膜脱离

视网膜脱离是指液化的玻璃体进入视网膜感觉层与色素上皮之间,引起视网膜感觉层自色素上皮层脱离。AIDS患者视网膜脱离常继发于视网膜炎,产生视网膜坏死孔或萎缩孔,导致视网膜脱离。视网膜脱离需要手术治疗。

图片说明:图6-16-1玻璃体混浊,视网膜高度灰色隆起,视网膜下增殖。

病情简介:患者男,51岁,因"左眼视物不清1月余"就诊,既往有梅毒性葡萄膜炎病史,青霉素正规治疗。CD4$^+$T细胞计数211 cells/μl,抗HIV治疗4年。

眼科检查:左眼视力眼前手动,前房安静,晶状体皮质混浊,玻璃体混浊,视网膜高度灰色隆起,视网膜下增殖。

诊断与治疗:诊断为左眼视网膜脱离。予以玻璃体切除+复杂视网膜脱离复位术+硅油注入术。术后视力提高到0.1。

(杨娅玲 何太雯)

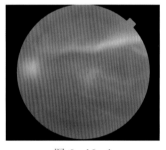

图6-16-1

第十七节 高度近视视网膜病变

高度近视视网膜病变是高度近视引起视网膜变薄,眼底呈豹纹状,部分视网膜萎缩,黄斑中央凹反光消失,严重者脉络膜新生血管,眼底出血。

图片说明:图6-17-1视盘边界清楚,视网膜平伏,豹纹状,视盘颞侧及黄斑视网膜萎缩,血管样条纹。

病情简介:患者男,48岁,CD4$^+$T细胞计数159 cells/μl,抗HIV治疗7个月,高度近视病史近30年,戴-10D镜片,8年前角膜激光手术矫正近视。

眼科检查:右眼视力0.6,左眼视力0.8,玻璃体轻度絮状混浊,视盘边界清楚,视网膜平伏,豹纹状,视盘颞侧及黄斑视

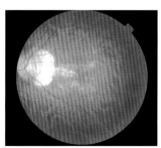

图6-17-1

网膜萎缩,血管样条纹。

诊断与治疗:诊断为双眼高度近视视网膜病变,进行相应治疗。

(杨娅玲 何太雯)

第十八节 视神经、脉络膜淋巴瘤

视神经淋巴瘤、脉络膜淋巴瘤通常是全身淋巴瘤的眼部表现,视神经淋巴瘤患者视力损害较重;脉络膜淋巴瘤对视力损害因病变部位及病变程度不同而不同。表现为视神经或视网膜脉络膜黄白色隆起的坏死浸润样病灶。

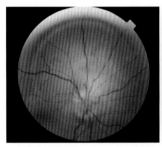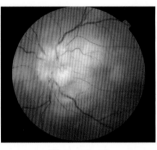

图 6-18-1   图 6-18-2

图片说明:图 6-18-1 右眼视盘水肿隆起,边界不清,视盘上方视网膜下橘黄色隆起病灶,边界不清。图 6-18-2 左眼视盘水肿隆起,视盘周围视网膜下黄白色隆起病灶,边界不清,黄斑水肿皱褶,视网膜血管迂曲。

病情简介:患者男,36 岁,因"弥漫大 B 细胞淋巴瘤"住感染科病房治疗,全身多器官淋巴瘤。其间双眼视力下降,CD4$^+$T 细胞计数 26 cells/μl,未抗 HIV 治疗。

眼科检查:右眼视力 0.4,左眼视力 0.15,不能矫正,双眼视盘水肿隆起,边界不清,右眼视盘上方视网膜下橘黄色隆起病灶,边界不清,左眼视盘周围视网膜下黄白色隆起病灶,边界不清,黄斑水肿皱褶。

诊断与治疗:诊断为视神经淋巴瘤、脉络膜淋巴瘤。感染科化疗。

(杨娅玲 何太雯)

第十九节 眼部卡波西肉瘤

眼部卡波西肉瘤通常是全身卡波西肉瘤的眼部表现,可以出现在眼部除晶状体之外的任何组织,以眼睑及结膜处卡波西肉瘤多见。眼睑卡波西肉瘤表现为眼睑肿块,质硬、易出血、表面易溃烂,大小不一。结膜卡波西肉瘤表现为暗红色结节,有时与结膜下出血类似。

一、眼睑卡波西肉瘤

图片说明:图 6-19-1 右眼上睑完全被肿瘤占据,20 mm×12 mm 大小,眼睑下垂,睑裂消失,肿块色暗,基底宽,无触痛,表面有黑色结痂。
图 6 - 19 - 2 右眼上睑肿块明显缩小。

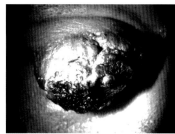
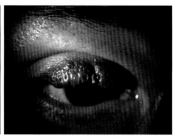

图 6 - 19 - 1　　　　　　　　　　图 6 - 19 - 2

病情简介:患者男,42岁,因"全身多器官卡波西肉瘤"住感染科病房治疗,CD4$^+$ T 细胞计数 22 cells/μl,未抗 HIV 治疗。右眼上睑无痛性肿块生长半年,近 1 个月生长迅速。

眼科检查:右眼上睑完全被肿瘤占据,20 mm×12 mm 大小,眼睑下垂,睑裂消失,肿块色暗,基底宽,无触痛,表面有黑色结痂。

诊断与治疗:诊断为右眼睑卡波西肉瘤,经化疗后,眼睑肿块明显缩小。

二、结膜卡波西肉瘤

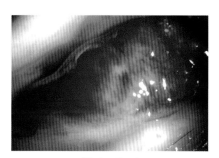

图 6 - 19 - 3

图片说明:图 6 - 19 - 3 左眼下睑结膜囊内红色隆起肿块,12 mm×8 mm 大小,表面光滑,无出血。

病情简介:患者男,52 岁,因"肺部卡波西肉瘤"住感染科治疗,CD4$^+$ T 细胞计数 22 cells/μl,未抗 HIV 治疗。

眼科检查:发现左眼下睑结膜囊内红色隆起病灶,12 mm×8 mm 大小,表面光滑,无触痛,无出血。

诊断与治疗:诊断为左眼结膜卡波西肉瘤,经化疗后,结膜肿块逐渐消失。

(杨娅玲　何太雯)

第二十节　外伤性眼内炎、眶蜂窝织炎

眼内炎是指细菌、真菌等病原体引起的化脓性葡萄膜炎,炎症可以从前部葡萄膜或后部葡萄膜开始,病势异常猛烈,发展迅速。色素膜组织溶解,大量脓性渗出物出现。若诊断治疗不及时,可引起眼组织严重破坏,以致视力丧失而眼球萎缩。眼外伤、眼内手术及角膜溃疡穿孔等,可引起外源性眼内炎,致病菌经血流到达眼部的感染为内源性眼内炎。AIDS 患者抵抗力低下,外伤或身体其他部位感染均易导致眼内炎。眶蜂窝组织炎为眶内软组织的一种急性化脓性炎症,主观症状及客观体征均较严重,甚至可引起脑膜炎或海绵窦血栓形成而危及生命。多为单侧性,偶有累及双侧者。

一、外伤性眼内炎

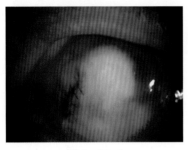

图 6 - 20 - 1

图片说明：图 6 - 20 - 1 结膜高度充血水肿，角膜完全白色炎性混浊，表面分泌物覆盖，角膜伤口缝线在位，眼内窥不清。

病情简介：患者男，47 岁，因"右眼钢丝击伤后红痛、视力下降 2 个月"就诊，CD4$^+$ T 细胞计数 190 cells/μl，抗 HIV 治疗 1 年。右眼外伤后在当地医院清创缝合，抗感染治疗，但炎症反复发作，视力下降至无光感。

眼科检查：右眼视力无光感，结膜高度充血水肿，角膜完全白色炎性混浊，表面分泌物覆盖，角膜伤口缝线在位，眼内窥不清。

诊断与治疗：诊断为右眼外伤性眼内炎，给予摘除眼球治疗。

二、外伤后眶蜂窝织炎、眼内炎

图片说明：图 6 - 20 - 2 眼睑红肿，睁眼困难，结膜囊大量脓性分泌物，结膜严重充血水肿，角膜完全灰白色炎性混浊，眼内窥不清。

病情简介：患者男，54 岁，因"左眼外伤后红肿疼痛视力丧失 1 个半月"就诊，1 个半月前铁屑进入左眼，当地医院取出异物并抗感染治疗，炎症持续加重，视力迅速丧失。CD4$^+$T 细胞计数 301 cells/μl，未抗 HIV 治疗。

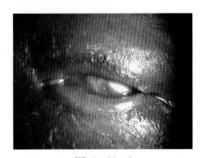

图 6 - 20 - 2

眼科检查：左眼视力无光感，眼睑红肿，睁眼困难，眶压较高，结膜囊大量脓性分泌物，结膜严重充血水肿，角膜呈完全灰白色炎性混浊，眼内窥不清。

诊断与治疗：诊断为左眼眶蜂窝织炎、化脓性眼内炎，给予眼球摘除治疗。

（杨娅玲　何太雯）

第七章

艾滋病相关血液系统病变

第一节 贫 血

HIV 感染引起的血液学并发症,包括贫血、粒细胞减少、淋巴细胞减少和血小板减少。很早以来,人们就认识到贫血和 CD4 以及病毒载量一样是疾病进展和死亡的独立预测因素。而且,贫血能导致疲劳感,影响生活质量。贫血的纠正能降低疾病进展的危险,可以使之降至与没有贫血的患者大致相同的水平。

贫血可以有多种原因:机会性感染、肿瘤、营养不良、失血和药物等。在组织学上,骨髓低分化和增生不良最常见。HIV 和鸟分枝杆菌感染抑制骨髓祖红细胞的分化也造成红细胞生成减少。AZT 和 d4T 能导致巨红细胞产生,而且 AZT 在体内和在体外都具有更强的骨髓抑制效应。慢性病通常合并贫血,而且红细胞生成素水平低下。在 HIV 感染中,肿瘤坏死因子 α 和转化生长因子 β 的表达上调,这导致了红细胞的无效生成。铁的缺乏最常由失血引起,维生素缺乏主要由于严重的胃肠道感染,例如隐孢子虫和微孢子虫感染。

贫血的常规治疗主要包括去除病因、输血和应用红细胞生成素。单 HIV 感染者又有所不同,首先应该将预防放在主要地位。CD4<200 cells/μl 以及合并机会性感染的患者发生贫血的概率增加,所以尽早应用 HAART 可以减少患者发生贫血的危险。随机临床试验已经阐明,使用不同的胸腺嘧啶类似物发生贫血的危险也不同,所以应该尽量选择不含 AZT 的药物组合,特别是对血红蛋白低并且需要应用其他具有骨髓抑制作用药物的患者来说更是如此。此外,对 HIV/AIDS 患者进行膳食指导,增加营养摄入以及纠正营养不良对预防贫血也很重要。

一旦发生贫血就需要正确治疗。但是,何时开始治疗呢?意见不尽一致。大多数专家认为,男性 Hb<120 g/L、女性 Hb<110 g/L 开始治疗比较合适。很明显,患有其他疾病比如肾脏病、心脏病等的患者更易发生贫血,所以对这些患者的治疗要更早。重度贫血患者、老年或合并心肺功能不全的贫血患者应输红细胞,纠正贫血,改善体内缺氧状态;急性大量失血患者应迅速恢复血容量并输红细胞纠正贫血。对贫血合并的出血、感染、脏器功能不全,应施予不同的支持治疗;多次输血并发血色病者应予去铁治疗。

贫血的治疗措施有限。可以考虑换成一个不含 AZT 的药物组合,但是在这方面也没有进行特别研究。有些研究认为,铁过多可以加速疾病进展、降低生存率,所以如果没有明确的缺铁证据就不要补铁。虽然没有证据表明补充维生素 B$_{12}$ 和叶酸有害处,但是它对 AZT

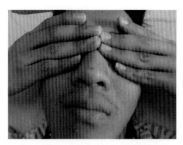

图 7-1-1 口唇、甲床明显苍白

相关性贫血无效。需要指出的是,输血可以通过激活 HIV 的表达而加速疾病进展,而且还能引发免疫抑制;补铁也需小心,前文提及一些研究提示铁过多能增加疾病进展的危险。

病情简介:此病例为贫血所致的典型皮肤黏膜表现。患者男性,21 岁,主诉"HAART 5 个月,乏力一周"。患者 5 个月前开始抗病毒治疗:齐多夫定+拉米夫定+依非韦仑。一周前出现乏力、胸闷、气促症状。

入院检查:我院查 CD4 348 cells/μl,血常规提示:白细胞计数 2.08×10⁹/L,红细胞计数 1.10×10¹²/L,血红蛋白测定 42.00 g/L,红细胞比积 12.20%,平均红细胞体积 110.90 fl,平均红细胞血红蛋白定量 38.20 pg,嗜酸性粒细胞百分比 0.00%,单核细胞百分比 12.30%,嗜酸性粒细胞绝对数 0.00×10⁹/L,中性粒细胞绝对数 1.13×10⁹/L,淋巴细胞绝对数 0.70×10⁹/L,红细胞分布宽度变异系数 11.0%,网织红细胞计数 0.08%。

诊断与治疗:考虑齐多夫定所致贫血,予以停用齐多夫定,改为替诺福韦治疗,并给予输血等对症支持治疗。患者症状改善,后随访血常规血红蛋白逐步恢复,未再反复。

诊疗要点:贫血为 AIDS 的常见表现,对于初始治疗即贫血的患者要避免使用包含齐多夫定的方案。在发现患者贫血后,应仔细询问患者病史,了解贫血原因,严格掌握输血指征,对因、对症双管齐下,以期达到满意疗效。

(汤　阳　卢洪洲)

第二节　血小板减少性紫癜

血小板减少性紫癜,是一种以血小板减少为特征的出血性疾病,主要表现为皮肤及脏器的出血性倾向以及血小板显著减少,可分为特发性血小板减少性紫癜、继发性血小板减少性紫癜和血栓性血小板减少性紫癜。治疗应个体化。一般而言,血小板计数大于 30×10⁹/L、无出血倾向者可予观察并定期检查;血小板计数为(20~30)×10⁹/L,则要视患者临床表现、出血程度及风险而定;血小板小于 20×10⁹/L 者通常应予以治疗。出血倾向严重的患者应卧床休息,避免外伤,避免服用影响血小板功能的药物。

本病治疗的目的是控制出血症状,减少血小板的破坏,但不强调将血小板计数提高至正常,以确保患者不因出血发生危险,又不因过度治疗而引起严重的不良反应。治疗方法如下。①初始治疗:糖皮质激素;重度患者可使用大剂量丙种球蛋白。②二线治疗:可供选择的二线治疗药物包括硫唑嘌呤、环孢素 A、达那唑、长春生物碱、吗替麦考酚酯、CD20 单克隆抗体等;脾切除术;国外可使用抗 Rh(D)免疫球蛋白;血小板生成素、血小板生成素受体激动剂等。

在 HIV 感染的无症状期,尤其要注意免疫性血小板减少症,其发生率几乎与贫血相等。患者有轻度的黏膜出血(鼻出血,牙龈出血)或碰撞后易出现瘀斑。临床表现比其血小板减少预期的症状要轻。已知有多种免疫机制参与发病过程,诸如免疫复合体病;血小板糖蛋白抗体和巨核细胞膜的相互作用。与特发性血小板减少性紫癜不同,这些患者罕见严重性出血,常可自发性缓解,并对 ART 常有效。

一、皮肤紫癜

病情简介：此病例为较典型的血小板减少所致紫癜的表现。患者女性，40 岁，主诉为"HIV 抗体阳性 3 年，发热咳嗽 7 天"。患者约 3 年前体检发现 HIV 抗体阳性，未采取特殊处理。7 天前无明显诱因出现发热、咳嗽、少痰白色伴气促，发热最高 39.1 ℃，无规律性，未治疗，症状逐渐加重。昨至外院查胸片示两肺弥漫性病变伴左胸腔积液，考虑肺炎，给予环丙沙星治疗，后出现过敏反应，换用头孢呋辛治疗。因患者家属诉患者 HIV 抗体阳性，所在医院推荐患者入我院治疗。

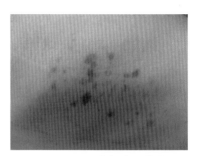

图 7-2-1　背部广泛紫癜

入院检查：血常规提示，白细胞计数 4.26×10⁹/L，血红蛋白测定 63.00 g/L，血小板计数 203×10⁹/L，中性粒细胞百分比 95.40%，中性粒细胞绝对数 4.06×10⁹/L。细胞免疫：CD3 百分比 91%，CD3 绝对值 82 cells/μl，CD8 百分比 48%，CD8 绝对值 43 cells/μl，CD4 百分比 42%，CD4 绝对值 38 cells/μl，CD45 绝对值 90 cells/μl，CD4/CD8 比值 0.88。

诊断与治疗：患者入院后予以 SMZ 抗 PCP、泰能抗细菌感染，患者气促症状有好转，但始终高热，一周后患者背部出现广泛紫癜，复查血常规提示：白细胞计数 7.24×10⁹/L，血红蛋白测定 81.00 g/L，血小板计数 47×10⁹/L，中性粒细胞百分比 95.60%，中性粒细胞绝对数 6.92×10⁹/L。血小板较前显著下降。恰逢患者痰涂片报告抗酸杆菌阳性，考虑严重感染所致血小板下降，故立即予以 HEZ＋利福布汀抗结核治疗，严密监测血常规后患者血小板逐步恢复正常。9 月 29 日开始替诺福韦＋拉米夫定＋依非韦仑抗病毒治疗，未再复发。

诊疗要点：血小板减少性紫癜的原因较为复杂，在出现血小板减少时应注意鉴别，注意对病因的治疗。并非出现血小板减少即需要输注血小板，强调个体化治疗，确保患者不因出血发生危险即可。

（汤　阳　卢洪洲）

二、血小板减少致瘀点、瘀斑

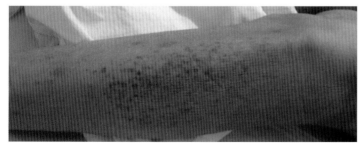

图 7-2-2　血小板减少致瘀点（男，54 岁，血小板计数 40×10⁹/L，CD4⁺ T 细胞计数 178 cells/μl）

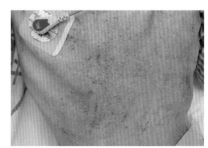

图 7-2-3　血小板减少致瘀点、瘀斑（男，64 岁，血小板计数 20×10⁹/L，CD4⁺ T 细胞计数 48 cells/μl）

（沈银忠　卢洪洲）

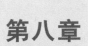

第八章

艾滋病相关淋巴系统病变

第一节 淋 巴 瘤

淋巴瘤是一组起源于淋巴结或其他淋巴组织的异质性血液系统恶性肿瘤,根据其病理形态分为霍奇金淋巴瘤(HL)及非霍奇金淋巴瘤(NHL),根据其免疫组化又分为 B 细胞型或 T 细胞型;淋巴瘤的临床过程呈惰性或侵袭性,其治疗反应及预后与病理类型和分期有关。初治淋巴瘤患者多对放疗或化疗敏感,但初治缓解患者中有 10%～60%的人出现早期或晚期复发。所谓复发是指化疗 2 周期以上达到完全缓解(CR),并且持续应用至 6～8 周期后停药,停药至少 1 个月后再发。

至今国内外尚无标准的治疗方案。常见联合化疗方案:DHAP,ES HAP,GDP,DemOX,ICE,m ni BEAM,MINE,EPOCH,BVMAP,CDE,ITVP,DIZE,IMVP - 16,DVIP,FC 等。已有不少研究证实,吉西他滨联合方案在复发难治性 NHL 中有良好的疗效。目前复发淋巴瘤仍是淋巴瘤的治疗难点。二线挽救方案、免疫靶向药物、放射免疫治疗、新药应用等,对于治疗复发或难治性淋巴瘤有一定效果,但需要进一步研究和发展。

一、浆母细胞淋巴瘤

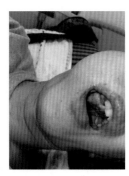

图 8 - 1 - 1 口腔牙龈肿物

病情简介:该例为 AIDS 合并浆母细胞淋巴瘤患者。患者为 34 岁男性,因发现 HIV 抗体阳性及口腔肿块半年入院。患者入院半年前出现口腔牙龈肿物,就诊过程中确诊抗 HIV 阳性,CD4 计数 302 cells/μl,遂开始 HAART:替诺福韦、拉米夫定、克力芝。当地医院口腔肿块活检病理:非霍奇金淋巴瘤,考虑为浆母细胞淋巴瘤。一个月后在当地化疗一次,但因化疗后恶心、呕吐等不良反应明显且肿块较小,患者未再继续治疗。此后肿块逐渐增大,近一个月来增大明显,导致目前张口及进食困难,仅能进食流质,故来我院治疗。

入院检查:CD4 绝对值 315 cells/μl;口腔肿块活检病理:非霍奇金淋巴瘤,考虑为浆母细胞淋巴瘤。

诊断与治疗:AIDS、浆母细胞淋巴瘤。入院后完善检查,排除化疗禁忌后第一次化疗给予 Hyper－CVAD－A 方案：环磷酰胺(CTX)q12h×6 次,1～3天;地塞米松 qd,1～4 天、8～11 天、15～18 天;长春新碱(VCR)4 天、11 天;多柔比星脂质体4 天。化疗后患者口腔内肿块明显缩小,可正常进食、说话。但不久又逐渐增大,第二次化疗予以 Hyper－CVAD－B 方案：甲氨蝶呤(MTX)1 天;阿糖胞苷 q12h,2～3 天。

诊疗要点：浆母细胞淋巴瘤在艾滋病合并淋巴瘤患者中相对较少。本例患者主要问题为口腔内肿块,诊断不难,活检送病理即可确诊。本病愈后差,原因是治疗效果较差、无法根除。起初化疗虽可使肿瘤明显缩小、改善症状,但肿瘤很快会对化疗药物产生耐药,之后的治疗往往效果很差。故治疗策略往往为姑息性化疗,尽可能改善患者当前症状,延长生存时间。

此外,艾滋病合并淋巴瘤的患者,往往面临着就医困难的问题,因为一旦患者在其他医院诊治肿瘤的过程中被发现有 HIV 感染,则往往会被拒绝继续治疗,并被要求转至定点医院。而我国绝大部分负责艾滋病治疗的定点医院均为传染病专科医院,感染科医生又无法为患者提供肿瘤的治疗服务。我院采取的做法为请相关肿瘤专科医生来我院会诊,为患者制订肿瘤治疗方案,再由我科医生执行具体的治疗。

（宋　炜）

二、颜面部浆母细胞淋巴瘤

病情简介：该例为 AIDS 合并浆母细胞淋巴瘤患者。男性,56 岁,因"发现鼻腔内肿块及抗－HIV 阳性半月"入院。患者 1 年前无明显诱因出现涕中带血丝,鲜红色或暗红色,量少,伴有鼻塞,偶有咳嗽、咳痰,痰为白色,无发热、咽痛、全身乏力。半月前外院门诊就诊,发现左鼻中道见干酪样物,触之出血,遂住院治疗,考虑手术活检,因 HIV 抗体阳性,入住我院。

入院检查：CD4 绝对值 215 cells/μl;鼻内肿物活检病理,考虑淋巴造血源性恶性肿瘤。

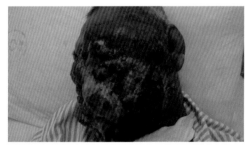

图 8－1－2　患者左面部巨大肿块,
表面破溃糜烂

诊断与治疗：AIDS、淋巴瘤。予抗 HIV 治疗,同时在我院外科行鼻内肿物活检手术,术后病理明确为淋巴瘤。此后于 2013 年 4 月开始化疗,2014 年 9 月死亡,其间共化疗 11 次。发病后患者肿块逐渐增大,累及左侧面颊部,后期肿块巨大压迫眼、口、鼻。开始化疗后肿块可迅速且显著缩小,面部恢复正常外观,但之后化疗效果越来越差,肿块缩小后又迅速增大且化疗后肿块缩小不明显。后期患者在多次更换化疗方案无效后至外院门诊行放疗,但仍无明显效果。巨大肿瘤压迫左侧面部使患者无法进食。口腔内肿瘤经常出现破溃出血,予以口腔内局部填塞止血。临终前患者在我科住院,主要予以伤口换药、常规支持治疗。

诊疗要点：本例患者因 HIV 感染,在外院进行鼻腔内肿块诊治期间被拒,后来我院治疗。患者艾滋病本身尚未进入终末期,未出现机会性感染等并发症,故仅进行抗 HIV 治疗即可控制艾滋病。但鼻腔内肿块最终明确为淋巴瘤。

由于我院作为专科医院,综合能力有限,故患者淋巴瘤类型未能完全明确。此后的治疗均为外院血液科医生会诊,或患者自行至外院血液科、肿瘤科门诊就医,取得化疗方案后来我院实施具体化疗。

根据最后肿瘤表现及治疗结果分析,考虑患者肿瘤为浆母细胞淋巴瘤可能性大,因该肿瘤对全身影响不大,通过治疗生存时间达到了 1 年半,但最后化疗对肿瘤失效,严重的压迫症状及局部侵犯造成最终的结果。

（宋　炜）

三、弥漫大 B 细胞淋巴瘤

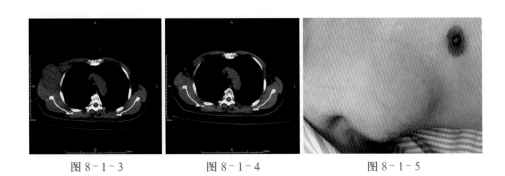

图 8 - 1 - 3　　　　　　图 8 - 1 - 4　　　　　　图 8 - 1 - 5

图片说明:图 8 - 1 - 3 为治疗前胸部 CT 见患者右腋下肿大淋巴结,图 8 - 1 - 4 为治疗后可见腋下肿块(淋巴结)明显缩小,图 8 - 1 - 5 右侧腋窝巨大肿块。

病情简介:患者男性,42 岁,因"发现右腋下肿块半年,HIV 抗体阳性半月"入院。患者于 2015 年 2 月自行触及右侧腋下 3~4 cm 肿块,无疼痛、红肿、发热等自觉症状,当时未予重视。直至 2015 年 8 月外院就诊,发现 HIV 感染,后转至我院。

入院检查:CD4 绝对值为 215 cells/μl;右腋窝肿块穿刺病理:右侧腋窝穿刺,结合病史及免疫组化标志,考虑弥漫性大 B 细胞淋巴瘤。随即开始抗 HIV 治疗:替诺福韦、拉米夫定、依非韦仑。同时肿块进一步增大,我院门诊行肿块穿刺,病理结果:右侧腋窝穿刺,结合病史及免疫组化标记,考虑弥漫性大 B 细胞淋巴瘤。

诊断与治疗:AIDS、弥漫性大 B 细胞淋巴瘤。入院评估,除右腋窝肿块外,其余各处未见肿瘤转移。一般情况较理想,无其他不适症状。请外院专家会诊后制订 R - CHOP 化疗方案治疗。第一次化疗后 1 周,患者肿块即缩小明显,外观已无异常。之后共化疗 6 次,肿块未再复发。

诊疗要点:弥漫性大 B 细胞淋巴瘤为艾滋病合并淋巴瘤中最常见的肿瘤类型,也是预后较好的一种。在非艾滋病患者群中,使用含利妥昔单抗治疗的患者,弥漫性大 B 细胞淋巴瘤有 60% 的治愈希望。我们在临床中观察到,一般此类肿瘤较局限、情况较好的患者,治疗效果佳,且化疗耐受性好。反之,如肿瘤广泛转移,特别是已累及骨髓的患者,则愈后较差。

（宋　炜）

四、肝门区弥漫大 B 细胞淋巴瘤

图片说明：图 8-1-6 和图 8-1-7 显示肝门区占位病变。

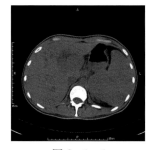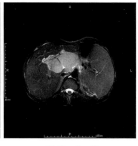

图 8-1-6   图 8-1-7

病情简介：此病例为 AIDS 合并肝门区弥漫大 B 细胞淋巴瘤。患者男，30 岁，因"发现 HIV 感染 2 年余及肝门区占位 1 周"入院。患者入院前 2 年余即发现 HIV 感染，当时 CD4 计数 300^+ cells/μl，无特殊不适，未重视和抗病毒治疗，1 年前随访 CD4 计数 78 cells/μl。入院前 4 个月时开始出现乏力，活动后胸闷气促，伴咳嗽，少量咳痰，无明显发热，1 周前就诊于复旦大学附属中山医院。腹部 CT 提示：肝门区占位，建议增强 CT 或 MR 检查，脾肿大，副脾，盆腔少量积液，左下肺少许炎症。2 天前至我院门诊就诊，血常规检查显示：白细胞 1.67×10^9/L，血红蛋白 56 g/L，血小板 73×10^9/L，CD4 计数 10 cells/μl，肝肾功无明显异常。病程中患者无胸痛、腹痛、腹泻等其他不适。自发病以来，患者胃纳欠佳，大小便如常，体力明显下降，体重下降约 7.5 kg。

入院检查：体温 36.5 ℃，脉搏 115 次/分，呼吸 20 次/分，血压 115/75 mmHg，神志清，精神欠佳。体形消瘦。贫血貌。心肺听诊无殊，腹平软，无明显压痛、反跳痛，两下肢无水肿。辅助检查：白细胞计数 1.05×10^9/L，血红蛋白测定 45.00 g/L，血小板计数 58×10^9/L，乳酸脱氢酶 725.00 U/L，胆碱酯酶 2 803 U/L，白蛋白 25.4 g/L。胸部 CT：两肺病变伴纵隔淋巴结肿大，考虑结核可能；肝门部现低密度灶，建议腹部 MR 增强检查。上腹部 MRI：肝门部占位及腹膜后淋巴结稍大，考虑淋巴瘤可能，结核不除外；肝脾肿大，脾血管瘤可能。头颅 MRI：脑桥内病变，急性脑梗死不除外。因三系下降，给予骨穿，骨髓涂片细胞学检查提示：骨髓增生活跃，粒系部分细胞见毒性退行性变。

诊断与治疗：在 B 超引导下行肝门区肿块穿刺活检，病理结果提示弥漫大 B 细胞淋巴瘤。请上海交通大学医学院附属瑞金医院血液科会诊，给予改良 DA-EPOCH 方案进行化疗，并予甲氨蝶呤 5 mg＋地塞米松 5 mg 每周两次鞘内注射，同时给予 HAART、输血及抗感染等治疗。化疗后患者出现严重骨髓抑制，且一般情况较差，家属放弃进一步救治自动出院。

（王珍燕　卢洪洲）

五、复发弥漫大 B 细胞淋巴瘤

病情简介：图片为病理证实弥漫大 B 淋巴瘤局部表现。患者男性，34 岁，因"HIV 治疗 1 年余，发现淋巴瘤 10 月"入院。患者 2010 年发现 HIV 抗体阳性，当时未治疗。2015 年开始使用拉米夫定、替诺福韦、依非韦仑抗 HIV 治疗，治疗前 CD4 计数为 100 cells/μl 治疗后 CD4 计数上升至 500^+ cells/μl。2015 年 12 月出现头痛，无恶心、呕吐，伴颈部淋巴结肿大，随

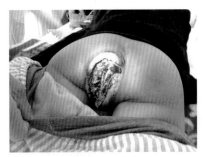

图 8-1-8

后出现全身多处淋巴结肿大,至当地医院治疗,淋巴结活检显示:淋巴结非霍奇金淋巴瘤,符合间变性弥漫大 B 细胞性淋巴瘤。2016 年 2 月底,患者出现双侧大腿疼痛,2016 年 3 月来我院治疗。

治疗经过:完善检查后给予 R - DA - EPOCH 方案化疗,治疗后淋巴结较前缩小。其间出现左侧肢体麻木、左下肢为显著,给予腰椎穿刺、鞘内注射甲氨蝶呤及阿糖胞苷;出现白细胞下降,给予 GCSF 及 GMCSF 治疗后出院。此后每 3 周一次继续入院化疗,共化疗 5 次,同时行鞘内注射预防脑转移。

2016 年 6 月患者肛周皮肤肿块,可挤出少量脓液。至深圳行 PET 检查评估,检查提示肛周炎症,未提示肿瘤病灶。此后患者出院在家,肛周肿块有少许破溃,自以为肛周脓肿未重视。此后破溃长期不愈且逐渐创面变大,自行使用双氧水消毒。

2016 年 11 月底因溃面增大,患者至当地医院住院,12 月初在该院行肛周脓肿、肛瘘手术,术中清除溃烂组织,同时送病理检查。12 月 14 日病理报告:(肛瘘)组织提示为弥漫大 B 细胞淋巴瘤。患者为进一步治疗,2016 年 12 月 15 日再次入院。患者入院后完善检查,给予亚胺培南西司他丁钠、甲硝唑、去甲万古霉素抗感染治疗。给予地塞米松预处理,水化碱化。2016 年 12 月 31 日再度开始化疗:异环磷酰胺 2 g qd×4 天,顺铂 30 mg×3 天,依托泊苷 0.1 g×4 天。用后无明显不适症状,化疗后出现白细胞计数低给予对症处理,效果不理想。

(张仁芳   卢洪洲)

第二节   淋 巴 结 核

· 病例(一) ·

病情简介:患者为 23 岁男性,因"咳嗽、发热伴左颈部肿块 2 个月"入院。患者两个月前无明显原因下出现咳嗽,干咳为主,少痰;自觉发热,夜间加重,体温未测;左侧颈部肿块,直径约 2 cm,伴乏力及夜间盗汗。2015 年 12 月 21 日入当地医院治疗,自诉当时测体温最高 40 ℃。外院胸部 CT 检查发现双肺粟粒灶,左侧胸腔积液;诊断粟粒性肺结核,予

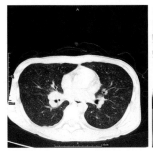

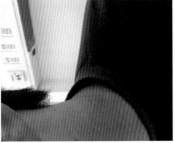

图 8-2-1   胸部 CT 见肺门肿大淋巴结、粟粒性病灶

图 8-2-2   左颈部肿大淋巴结

HRZE 抗结核治疗。后发现抗 HIV 初筛阳性转来我院。

入院检查：CD4 绝对值 115 cells/μl；胸部 CT：两肺弥漫性病变伴纵隔、两肺门、两侧腋窝多发肿大淋巴结，两侧颈根部淋巴结肿大可能性大，考虑急性粟粒性肺结核、淋巴结核可能大。肝门部淋巴结肿大可能大；左颈部肿大淋巴结穿刺病理，抗酸染色阳性；痰培养，结核分枝杆菌生长。

诊断与治疗：AIDS、粟粒性肺结核、淋巴结核。予以利福平、异烟肼、乙胺丁醇、吡嗪酰胺、左氧氟沙星抗结核治疗，病情逐渐好转，体温恢复正常，颈部肿大淋巴结明显缩小。抗结核治疗 2 周后开始抗 HIV 用药：恩曲他滨替诺福韦＋拉替拉韦钾。住院 20 天时患者痰培养结果回报：结核分枝杆菌生长，病原学诊断明确。

诊疗要点：结核感染在艾滋病患者中较常见，其中淋巴结结核在肺外结核中最为多见。结核感染确诊需要阳性培养结果，并进行菌型鉴定。但临床诊治中主要依靠抗酸涂片的阳性结果，因阳性率较低，根据典型临床症状及影像学表现也可做出临床诊断，并给予患者及时的抗结核治疗。淋巴结核依靠淋巴结穿刺病理不难得出诊断。在艾滋病合并结核感染的患者中，抗 HIV 治疗需在抗结核治疗至少 2 周之后，以减少免疫重建综合征的出现。

（宋　炜）

• 病例（二）•

病情简介：患儿 2 岁。因"左侧腋下淋巴结肿大 1 年余"入院。患儿在出生时，其母亲被诊断为艾滋病，因有 HIV 垂直传播可能，当地医生建议患儿口服抗 HIV 药物进行母婴阻断，但由于患儿家属原因未能服药，之后多次行 HIV 抗体检测结果均为不确定。患儿平素体质一般，反复出现发热、腹泻等不适。5 个月时家属发现其左腋下淋巴结肿大，但未予重视。此后出现高热，左腋下淋巴结肿大伴破溃，就诊当地医院，发现 CD4 计数低下，左腋下脓肿穿刺液培养：结核分枝杆菌复合群，考虑诊断"AIDS，淋巴结核"，给予抗 HIV 治疗（司他夫定、拉米夫定、克力芝），利福平和异烟肼抗结核治疗，用药后出现肝

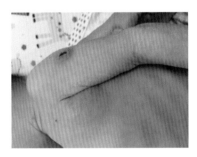

图 8-2-3　患儿左腋窝处肿块，左上臂卡介苗接种部位破溃后结痂

损伤，后停用抗结核药物，使用中药外敷等治疗。其间患儿仍间断出现发热、腹泻，左腋下淋巴结肿大、破溃，反复就诊当地医院，给予抗感染治疗（具体不详），病情反复。近 1 月来家属发现患儿腹部膨隆，就诊上海市儿童医院，腹部 CT 提示：腹腔占位，考虑肿大淋巴结融合成团块伴坏死可能。因合并 HIV 感染来我院。

入院检查：CD4 绝对值 115 cells/μl；胸部 CT：两肺弥漫性病变伴纵隔、两肺门、两侧腋窝多发肿大淋巴结，两侧颈根部淋巴结肿大可能大，考虑急性粟粒性肺结核、淋巴结核可能大，建议增强 CT 及临床实验室进一步检查。肝门淋巴结肿大可能大；左颈部肿大淋巴结穿刺病理：抗酸染色阳性；痰培养：结核分枝杆菌生长。

诊断与治疗：AIDS、淋巴结核（卡介苗菌病）。予以利福布汀、异烟肼、乙胺丁醇抗结核治疗，口服保肝治疗，患儿体温恢复正常，肿大淋巴结明显缩小，一般情况恢复正常后出院。

　　诊疗要点：HIV 感染的新生儿，由于免疫缺陷，在出生后接种卡介苗后可导致卡介苗菌病，常见表现为接种部位破溃不愈，附近淋巴结肿大，有淋巴结核表现。根据病史及淋巴结穿刺病理、培养结果不难诊断。由于病原为卡介苗，其对吡嗪酰胺天然耐药，故抗结核方案中不包括该药，其他用药选择需考虑是否适合婴幼儿。避免婴幼儿卡介苗菌病的关键在于在疫苗接种前发现患儿存在免疫缺陷，从而避免进行接种。HIV/AIDS 相对于其他婴幼儿先天性免疫缺陷较易诊断。虽然有被母婴传播可能的患儿 HIV 抗体确诊需在十八个月后进行，但早期可通过 $CD4^+T$ 细胞百分比以及 HIV‐RNA 载量来确定是否感染。此外，对可疑 HIV 感染患儿，应避免或推迟相关疫苗的接种。

（宋　炜）

第九章

抗艾滋病药物所致皮肤和代谢改变

第一节 药物性皮疹

所有的抗病毒药都具有不良反应,常是患者改变抗病毒治疗方案和停药的主要原因,约有25%的患者在开始HAART的一年时间内停止治疗。同样有25%的患者未能按照推荐剂量服药。药物性皮疹是常见的药物过敏反应,多数为轻症药疹,极少呈现像大疱性表皮坏死松懈型药疹一样的重症药疹。

在患者服药后不久最常出现的药物过敏反应就是药疹。非核苷类药物(依非韦仑,奈韦拉平)、蛋白酶抑制剂(克力芝)、核苷类药物(阿巴卡韦)较易发生。

药疹的基本疹型有麻疹样红斑、猩红热样红斑和多形及结节红斑,这些红斑多为全身性、对称性分布且色泽较为鲜艳。固定性红斑亦为常见,但皮损分布不对称,中心呈暗紫色,边缘为鲜红色,以口唇和阴囊部位多发。常伴随有明显的瘙痒,但全身症状极为少见(重症药疹除外)。停药后可很快好转或迅速消退,但再次服用同一致敏药物又可复发,若复发时其发生部位及皮损形态大致与上一次相似,具有特征性意义。部分患者既往有过敏疾病史,如哮喘、湿疹或药物过敏史,这类患者往往存在着过敏体质,药疹发生率高。

大疱性表皮坏死松解型药疹是药疹中较严重的类型。大疱性表皮坏死松解型药疹发病急,皮肤出现松弛性水疱及表皮松懈,黏膜大片坏死剥脱。全身中毒症状严重,伴有高热和内脏病变,如抢救不及时,可死于感染、毒血症、肾衰、肺炎或出血,死亡率高,居药疹首位。

在开始HAART的同时,医师应向患者详细介绍相关药物的不良反应,以便患者在出现类似表现时及时向医师咨询,使患者对这些不良反应不过于害怕,绝大多数患者可以很好地耐受HAART。

一、轻度药疹

按照严重程度,皮疹的分级如下页表9-1-1所示。

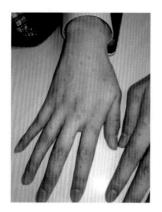 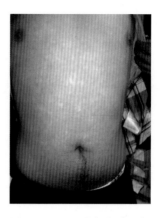

图 9-1-1 轻度皮疹：两
手背散在红疹
　　　　　　　　图 9-1-2 重度皮疹：躯
干部可见弥漫
红色皮疹，融
合成片

表 9-1-1 皮疹分级

	1/2 级 轻或中度	3/4 级 重度或可能危及生命
皮疹	红斑 瘙痒 弥漫性斑丘疹 干性脱屑	起疱 湿性脱屑 溃疡 黏膜受累 疑似 S-J 综合征 毒性上皮坏死溶解 多形性红斑 坏疽 脱落性皮炎

　　诊疗要点：依非韦仑（EFV）可导致皮疹，皮疹一般为轻度可耐受的，通常皮疹发生在服药后 10 天左右。奈韦拉平（NVP）引起的皮疹通常比较严重，多在诱导期后，一般发生在治疗前 3 个月。如果是 EFV 导致的轻度皮疹，通常在 3～5 天之后自动消退。如果在 NVP 导入期出现因药物造成的轻中度（1 或 2 级）皮疹，应延长导入期（每日 200 mg）直到皮疹改善，然后增加到全剂 NVP。如果在 NVP 导入期后出现轻中度（1 或 2 级）皮疹，继续抗病毒治疗并同时以抗组胺药治疗，如氯苯那敏。如果中度皮疹伴有发热，应报告给临床医生并进行血清谷丙转氨酶（ALT）测量；应对这些患者进行密切监测，以防症状的进一步恶化。

　　使用 NNRTIs 药物的任何阶段出现 3 或 4 级皮疹，应停止所有抗病毒治疗药物，并立即转诊到专家级 AIDS 临床医师。S-J 综合征是 NVP 毒性的一种严重表现。待皮疹解决后重新开始给予含有 PIs 或 INIs 药物的新的抗病毒治疗方案。

（王江蓉）

二、剥脱性皮炎

艾滋病患者合并皮疹极为常见，而严重者可导致重症药疹。包括重症多形红斑型药疹、中毒性表皮坏死松解症、急性泛发性发疹性脓疱病、剥脱性皮炎型药疹和药物超敏反应综合征等，其有很高的发病率及病死率。剥脱性皮炎型或红皮病型药疹的常见诱发药物包括磺胺类、青霉素、异烟肼、抗疟药、苯妥英钠、奥美拉唑、卡托普利和万古霉素等。发作突然，进展迅速。初期皮损表现为细小密集的红斑、斑丘疹或荨麻疹，迅速泛发全身，一般＞90%体表面积，皮损融合成大的斑片，全身呈弥漫性潮红、肿胀，尤以面部和肢体末端严重，全身皮肤黏膜出现大面积大疱、水疱以及红斑、糜烂、尼氏征阳性，并伴有大量渗出，极似烫伤样外观，严重者常因继发感染、肝肾功能衰竭、电解质紊乱、内脏出血等而死亡。治疗主要为停用致敏药物，加强营养支持，应用糖皮质激素、免疫球蛋白，必要时可采用血液净化治疗。

病情简介：患者男性，43 岁，因"咳嗽气促 1 个月，皮疹 3 周"入院。患者入院前无明显诱因下自觉活动后气促，于当地医院就诊，完善检查未发现明显异常，两周前气促症状加重，于当地完善检查发现双肺间质性病变，HIV 抗体阳性，一周前入住外院，予以复方磺胺甲噁唑片抗 PCP 治疗，3 天后患者出现皮疹伴发热，体温 39 ℃，皮疹迅速进展，蔓延全身，为求诊治入我院。

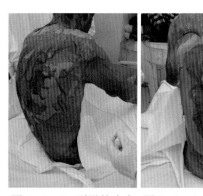

图 9-1-3　剥脱性皮炎　图 9-1-4　剥脱性皮炎

入院检查：全身广泛大面积红色皮疹，其中大面积脱皮，口唇及生殖器均可见溃疡。

治疗经过：入院后予以停用复方磺胺甲噁唑，改为卡泊芬净抗 PCP、磷霉素抗感染，给予吸氧及心电监护，流质饮食。严密监测生命体征，严密观察全身皮肤渗液、脱屑等情况。并采取严格的消毒隔离，创面采用暴露疗法，眼周及唇周给予金霉素眼膏外涂。每天给予会阴常规护理，并予以漱口等对症处理。同时使用大剂量激素及丙种球蛋白，其间患者进食困难，予以静脉营养。治疗后患者皮疹逐步好转，恢复期间患者有大量的皮屑外翻及脱落，予以无菌条件下用无菌剪刀剪掉。经积极治疗后好转出院。

（汤　阳　卢洪洲）

第二节　脂肪重新分布

脂肪萎缩综合征是指脂肪组织缺乏，导致外周胰岛素抵抗和高三酰甘油血症的一组代谢异常疾病。分为以下 3 种类型：①遗传性脂肪萎缩综合征，包括遗传性完全性脂肪萎缩和其他遗传性脂肪萎缩；②家族部分性脂肪营养不良症，为常染色体显性遗传性疾病，一般至青春期发病；③获得性脂肪营养不良综合征，包括获得性完全性脂肪萎缩、Barraquer-Simons综合征以及其他原因如感染 HIV 等。

艾滋病患者的脂肪萎缩综合征是抗病毒治疗的远期不良反应，通常在开始治疗后的数月或几年后出现，发生率为 $20\% \sim 80\%$。脂肪沉积多见于腹腔、上背部、乳房、皮下组织。有些患者会同时出现腹部肥胖、高血压、高血脂和胰岛素抵抗，即代谢综合征或 X 综合征。它的脂肪代谢异常包括两部分内容：脂肪沉积和脂肪萎缩。脂肪萎缩主要见于面部、四肢和臀部。

脂肪代谢异常与广泛的代谢性和系统性异常有关，交感神经活动的增强可能会加强脂肪的分解，垂体可能分泌了脂肪动员物质，但垂体切除未能纠正脂肪代谢异常。另有人发现CRF 黑素细胞释放因子和 FSH 释放因子增加，因此认为下丘脑是受到损害的主要位置。也有人提出脂肪组织的自身免疫破坏学说。肾脏病变的发病机制与脂肪代谢异常的关系也未清楚。脂肪代谢异常的患者常发生肾脏损害，发生率为 $15\% \sim 30\%$。其主要肾脏损害类型为 II 型膜增生性肾小球肾炎或致密物沉积病（80%），另 20% 由广泛外周系膜移行所致。这两种肾小球肾炎的形态学和组织化学特点与非脂肪代谢异常患者相同。合并肾脏损害最突出的血清学异常是血清补体 C_3 降低，但低补体血症和/或补体激活不足不是肾小球肾炎发生的必需因素。

抗病毒治疗药物可能影响三酰甘油在体内代谢，导致三酰甘油在机体过度聚集，其中以肝脏和肌肉最为明显。在肝细胞内的聚集可出现非酒精性脂肪肝，在肌肉和胰岛 β 细胞内积聚导致胰岛素抵抗和糖尿病。胰岛素抵抗引起高胰岛素血症，表现为黑棘皮病和女性患者的高雄激素表现。

抗病毒药可通过多条途径引起胰岛素抵抗，如使用蛋白酶抑制剂类药物中茚地那韦，药物可导致胰岛素抵抗而引发高血糖，而核苷类药物常通过脂肪重新分布等间接作用而导致胰岛素抵抗。但是 HIV 本身也可影响胰腺 β 细胞功能和胰岛素分泌。长期抗病毒可以引起 $40\% \sim 50\%$ 的患者脂肪营养障碍，其中以蛋白酶抑制剂类药物较易引起，导致患者脂肪分布异常，使面部、四肢、臀部脂肪丢失，而腹部、胸部、颈背部脂肪聚集。这些体形的变化可考虑为脂肪营养不良综合征所致。

由于脂肪代谢异常和糖尿病常同时发生，故常发现非糖尿病性肾病。其病理表现与无脂肪代谢异常的糖尿病肾病无法鉴别。有报道无糖尿病的脂肪代谢异常患者，其病理表现为肾小球肾炎。脂肪代谢异常与肾小球病变之间的关系不明。Tuck 等报道他们的患者有很少一部分毛细血管存在外周系膜的植入、上皮下和膜内沉积物，但总的来说并无特别的特征。患者血清补体 C_3 水平正常，无蛋白尿，肾功能只有轻微降低。

脂肪沉积多见于应用包含 PIs 药物的抗病毒治疗方案的患者，但其发病机制不明，没有接受过 PIs 药物治疗的 HIV/AIDS 患者也可出现脂肪沉积。脂肪沉积有时候也可以不伴有高血脂。发生脂肪沉积的危险因素包括肥胖、基线 $CD4^+T$ 细胞计数低或者老年人。脂肪萎缩主要见于应用 NRTIs 药物，特别是 d4T 的患者。AZT 或 ddI 引起脂肪萎缩的概率要小一些。其机制可能为药物抑制了线粒体多聚酶 γ，导致线粒体 DNA 耗竭。发生脂肪萎缩的危险因素包括应用 NRTIs 药物（如 d4T、AZT 等）、$CD4^+T$ 细胞最低值小于 200 cells/μl 和老年人。

代谢综合征显著增加发生心脑血管疾病的风险,但是目前对脂肪代谢异常还没有理想的治疗方法。低脂饮食和有氧运动可以改善脂肪沉积,但会加重脂肪萎缩。生长激素、生长激素释放激素、噻唑烷二酮类药物、睾酮等曾用于治疗脂肪沉积,但并没有得到公认的结果。初步研究表明,二甲双胍可以改善胰岛素敏感性、减少腹腔内脂肪,整形手术也可以用来治疗脂肪沉积和脂肪萎缩。用 NNRTIs 药物替换 PIs 药物可能会对脂肪沉积有部分疗效,用 TDF 或 ABC 替换 d4T 会逐渐改善脂肪萎缩。也有研究表明用 AZT 替换 d4T 也会改善脂肪萎缩,但只有少于 40% 的患者有效。

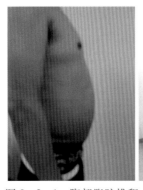 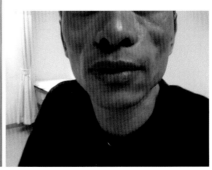

图 9-2-1　腹部脂肪堆积　　　图 9-2-2　面部脂肪消失

图片说明:图 9-2-1 患者自 2005 年启动抗病毒治疗,当时 CD4 计数 122 cells/μl,方案为齐多夫定＋拉米夫定＋依非韦仑。抗病毒治疗效果良好。但近年来患者逐步出现血三酰甘油升高,四肢变细,腹部脂肪堆积。

图 9-2-2 患者自 2006 年开始抗病毒治疗,方案为:司他夫定＋拉米夫定＋依非韦仑,治疗前 CD4 计数 33 cells/μl,治疗后免疫重建良好,CD4 计数 500 cells/μl 左右,HIV-RNA 低于检测下限。虽然患者生活方式很健康,经常锻炼,平衡饮食,患者四肢肌肉发达,也没有腹部脂肪堆积,但患者面部脂肪丢失明显。2 年前停用司他夫定,更换为替诺福韦,患者面部消瘦状况有所改善。

(王江蓉)

第三节　皮肤色素沉着

色素沉着是皮肤科常见疾病,很多因素可引起,包括内源性因素和外源性因素,其中药物是常见的原因之一。国内外有关齐多夫定引起皮肤和指甲色素沉着的报道最多,服用齐多夫定 3～6 个月后可出现皮肤或/和指甲皮肤色素沉着,程度与服药的时间和剂量有关,部分患者呈自限性,停药后可恢复。

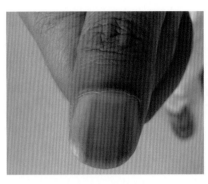 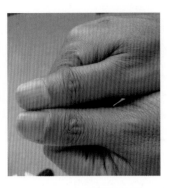

图 9-3-1 指甲色素沉着(男,38 岁,服
用齐多夫定+ 拉米夫定+
依非韦伦 3 年,CD4+ T 细
胞计数为 270 cells/μl)

图 9-3-2 指甲色素沉着(与
图 9-3-1 为同一
患者)

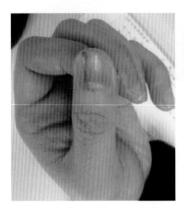 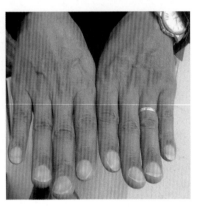

图 9-3-3 指甲色素沉着(男,32
岁,服用齐多夫定+
拉米夫定+ 依非韦伦
8 年,CD4+ T 细胞计
数为 430 cells/μl)

图 9-3-4 皮肤色素沉着(男,33
岁,服用齐多夫定+ 拉
米夫定+ 依非韦伦 5
年,CD4+ T 细胞计数
为 330 cells/μl)

(沈银忠 卢洪洲)

第十章

其他相关疾病

第一节　主动脉夹层

动脉夹层是指由于内膜局部撕裂,受到强有力的血液冲击,内膜逐步剥离、扩展,在动脉内形成真、假两腔,从而导致一系列包括撕裂样疼痛的表现。主动脉是身体的主干血管,承受直接来自心脏跳动的压力,血流量巨大,出现内膜层撕裂,如果不进行恰当和及时的治疗,破裂的机会非常大,死亡率也非常高。

确诊主动脉夹层的主要辅助检查手段是 CT 血管造影(CTA)、磁共振血管造影检查(MRA)或是直接的数字减影血管造影(DSA)。

主动脉夹层的治疗手段主要包括保守治疗、介入治疗和外科手术治疗。其中腔内介入修复技术丰富了主动脉夹层的治疗手段,并且使手术的创伤性减小,安全性增加。不过,对于急性夹层的患者,无论我们进一步要采取何种治疗手段,首先应进行相应的保守治疗:控制血压,控制疼痛。通常需要应用强有力的药物,如降压的硝普钠、镇痛的吗啡等。而对于情况危急的患者,往往需要急诊气管插管、呼吸机辅助呼吸、进行急诊抢救手术,但也意味着极高的风险和死亡率。

· 病例(一) ·

图片说明:图 10-1-1 为广泛主动脉夹层患者的胸片表现,由于当时病情危重,无法移动,故未行胸部 CT 检查。两肺多发炎症性病变,以右肺为著;两侧肺门增大、浓郁;中上纵隔增宽;右侧膈面、肋膈角模糊,少量胸腔积液可能。

病情简介:患者男性,46 岁,5 年前因下肢静脉血栓,行下腔静脉滤器置入术,长期口服华法林,有吸烟史 20 余年,每日 10 支。主诉"突发晕厥 2 天,伴胸闷,HIV 抗体阳性 1 天"。患者 2 天前突然出现晕厥,由同事送至上海某三甲医院,查 CT 提示:胸主动脉夹层、延伸双侧髂动脉,右侧头臂干、左侧锁骨下动脉受累,主动脉弓处管腔外异常密度影,双肺动脉主干狭窄。遂转送至上海市某三甲综合性医院心脏外科就诊。入院后完善检查,HIV 抗体可疑

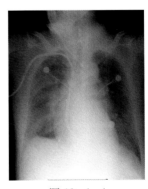

图 10-1-1

阳性,送血至 CDC,同时安排患者出院至我院就诊。据家属描述,外院住院期间血压曾高至 180/100 mmHg,使用静脉滴注药物后缓解。

入院检查:患者入院后完善相关检查,CD8 细胞绝对值为 1 495 cells/μl,CD4 绝对值为 701 cells/μl,CD4/CD8 比值为 0.47。

治疗经过:给予吸氧,绝对卧床休息,积极控制血压,给予利尿、奥克护胃、乳果糖通便对症处理,5 天后死亡。

诊疗要点:主动脉夹层并非 AIDS 患者特有疾病,在正常人群中也是最常见的主动脉疾病之一。该患者虽 HIV 抗体阳性,但 CD4 细胞计数较高,其实并未进入发病期,仅为 HIV 感染者。虽然主动脉夹层病死率极高,但遇到该患者,希望医院之间能够加强互动,内外科多学科联合救治、综合治疗,方能提高抢救的成功概率。

(汤　阳　卢洪洲)

• 病例(二) •

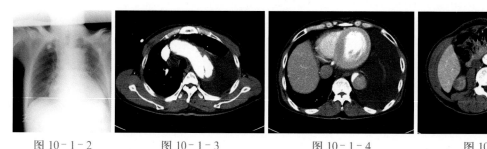

图 10-1-2　　　　　图 10-1-3　　　　　图 10-1-4　　　　　图 10-1-5

图片说明:图 10-1-2 至图 10-1-5 四幅照片从不同层面反映有主动脉夹层的 HIV 感染患者,此病例已经发表在 2012 年《*BioScience Trends*》第六卷第三期上[Shen YZ,Song W,Lu HZ. Type I aortic dissection in a patient with human immunodeficiency virus infection. *BioScience Trends*. 2012;6(3):143-146]。

(沈银忠　卢洪洲)

第二节　艾滋病消耗综合征

艾滋病相关消耗综合征(AIDS-associated wasting syndrome,AWS)是常见的艾滋病相关临床综合征,严重影响患者生活质量。其诊断依据为:血清学 HIV 感染证据,严重非自主性体重下降超过原体重的 10% 以上,还有慢性腹泻、慢性虚弱和发热,不能用 HIV 感染以外的并发疾病(如结核、隐孢子虫病等)来解释。艾滋病消耗综合征主要采用综合治疗:高效抗逆转录病毒治疗(HAART)和对症支持疗法。

此外,有些患者虽然未达到上述标准,但大多存在不同程度的 AWS,通常表现为体重下降、代谢紊乱及免疫功能缺陷加重。这将导致患者生活质量下降,感染机会增多,治疗难度加大甚至病情进展加速。有文献表明重组人生长激素（recombinant human growth hormone，rHGH）对 AWS 有较好的疗效。

• 病例（一）•

图片说明：右二图为典型的艾滋病消耗综合征病例。

病情简介：患者男性，22岁，主诉"发热伴消瘦5月余"入院。患者5个月以来出现纳差、乏力、消瘦，同时反复出现发热。反复于上海市某三级综合性医院住院就诊，其间发现 CD4$^+$ T 细胞计数

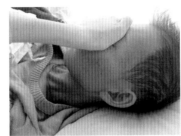 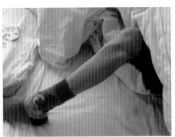

图 10-2-1　　　　　　　图 10-2-2

低下，诊断为免疫缺陷病，但 HIV 抗体初筛为阴性。住院期间发现口腔真菌感染、巨细胞病毒感染、白细胞下降、贫血，予以抗真菌、抗 CMV 及支持治疗。住院期间曾痰培养出烟曲霉菌，但胸部 CT 未见特殊异常，予以伏立康唑治疗2周。但患者始终反复低热，体温一般不超过38℃，伴有进行消瘦，严重疲倦，进食少。后患者在 CDC 查血 HIV-RNA 阳性，来我院就诊。

入院检查：恶液质，极度消瘦，精神极其萎靡，身高165 cm，体重仅38 kg。实验室检查情况如下。细胞免疫：CD3 绝对值 116 cells/μl，CD8 百分比 74%，CD8 绝对值 109 cells/μl，CD4 百分比 1%，CD4 绝对值 1 cells/μl，CD45 绝对值 148 cells/μl，CD4/CD8 比值 0.00；人免疫缺陷病毒核酸定量检测 2.74×10^6 copies/ml，HIV 抗体初筛试验阳性。

治疗经过：在送检确认试验的同时，立即予以恩曲他滨替诺福韦＋克力芝抗 HIV 治疗。

诊疗要点：艾滋病患者早发现、早治疗仍为关键。AIDS 患者可能初筛试验阳性，HIV 载量可帮助诊断，遇到不明原因免疫功能下降的患者尤需注意。

（汤　阳　卢洪洲）

• 病例（二）•

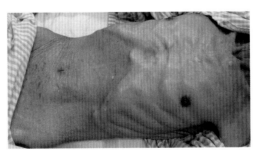

图 10-2-3　HIV 消耗综合征（患者男，65 岁，CD4$^+$ T 细胞计数 23 cells/μl）

（沈银忠　卢洪洲）

第十一章

艾滋病职业防护

一、HIV 职业暴露的定义

HIV 职业暴露是指：医疗保健工作人员经皮外伤（如针刺或刀割伤），或黏膜及破损皮肤（如皮肤干裂、磨损或患有皮炎）接触到艾滋病患者的血液、组织或其他具有潜在传染性的体液，或被 HIV 污染的医疗用品和设备刺破皮肤，而具有被 HIV 感染的风险。

二、不同体液传播 HIV 的风险

具有明确传染性

· 血液、精液和阴道分泌物

具有潜在传染性(具体风险未知)

· 脑脊液、滑膜液、胸腹水、心包积液、羊水

不具有传染性

· 粪便、鼻腔分泌物、唾液、痰、汗水、泪水、尿液、呕吐物

三、暴露源危险度评估

低传染性

· 病毒载量水平低、无症状或高CD4水平

高传染性

· 病毒载量水平高、AIDS晚期、HIV感染急性期、低CD4水平

暴露源情况不明

· 暴露源所处的病程阶段不明、暴露源是否为HIV感染，以及污染的器械或物品所带的病毒载量不明

四、暴露程度分级

一级暴露
· 暴露源：体液或者含有体液、血液的医疗器械、物品
· 暴露类型：暴露源沾染了不完整的皮肤或黏膜，但暴露量小且暴露时间较短

二级暴露
· 暴露源：体液或者含有体液、血液的医疗器械、物品
· 暴露类型：暴露源沾染了不完整的皮肤或黏膜，暴露量大且暴露时间较长；或暴露类型为暴露源刺伤或割伤皮肤，但损伤程度较轻，为表皮擦伤或针刺伤（非大型空心针或深部穿刺针）

三级暴露
· 暴露源：体液或含有体液、血液的医疗器械、物品
· 暴露类型：暴露源刺伤或割伤皮肤，但损伤程度较重，为深部伤口或割伤物有明显可视的血液

五、暴露后处理流程

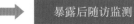

暴露后局部处理	暴露后预防用药	暴露后随访监测
· 用肥皂液和流动的清水清洗被污染局部； · 污染眼部等黏膜时，应用大量生理盐水反复冲洗； · 存在伤口时，应轻柔挤压伤处，尽可能挤出损伤处的血液，再用肥皂液和流动的清水冲洗； · 用75%的酒精或0.5%碘伏对伤口局部进行消毒、包扎处理	· **用药时间**：尽可能在2 h内，最好不超过24 h，但即使超过24 h，如<72 h也建议实施预防性用药 · **疗程**：28天 · **方案**： · 首选：Truvada+RAL或DTG； · 替代：TDF/AZT+3TC/FTC+LPV/r或EFV	· **即刻**：HIV抗体，血常规、肝肾功能血糖淀粉酶、血脂、合并疾病及合并用药情况； · **2周和4周**：药物不良反应及服药依从性评估； · **6周、12周和6个月**：检测HIV抗体； · **临时访视**：出现可疑不良反应，或HIV感染急性期表现

（王珍燕　卢洪洲）

第十二章

艾滋病个人防护

第一节　安全套的使用

泰国从 20 世纪 90 年代开始宣传百分百使用安全套以后,性病发病率比原来下降 79%。一篇 *Cochrane* 系统评价评估了安全套减少异性性行为传播 HIV 的效果,该系统评价纳入了 14 项研究,研究对象是一方携带 HIV 的异性伴侣。系统评价的结果表明,持续使用安全套可将艾滋病感染风险降低 80%。

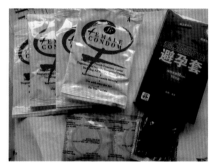

图 12-1-1　男用和女用避孕套

一、男用安全套使用方法

(1) 从安全套内包装边缘小心撕开以免扯裂安全套;避免用剪刀一类的利器,确保安全套不破裂。

(2) 在阴茎勃起时带上安全套,谨记在阴茎插入对方身体前戴上安全套。在阴茎勃起前期所产生的分泌物可能含有精液与导致性病的病菌,能引起怀孕和性病的传播。

(3) 安全套内残留的空气会导致安全套破裂,为避免破裂的可能性,用拇指及食指轻轻挤出安全套前端小囊内的空气,然后将安全套戴在勃起的阴茎上。确定安全套末端卷曲部分露在外侧。

(4) 在挤压住安全套前端的同时,以另一只手将安全套轻轻伸展包覆整个阴茎。确定安全套于性交过程中紧套于阴茎上;如果安全套部分滑脱,立即将其套回原位。若安全套滑落掉出,应立即将阴茎抽出,并在继续性交前戴上新的安全套。

(5) 射精后,在阴茎仍勃起时应立即以手按住安全套根部,在阴茎完全抽离后再将安全套脱下。避免阴茎与安全套接触到对方的身体。每片安全套只能使用一次。用过的安全套用纸巾包好并放入垃圾箱内。

二、女用安全套使用方法

(1) 封口端的小橡胶圈比较粗,弹性很大,这个是要塞入阴道并卡住的,而开口端的那个大圈,则留在体外,是防止把安全套整个带进去用的。

(2)用的时候要先捏住弹性小圈的中部,用手指顶入阴道,要确保避孕套主体未被扭曲,而且开口环始终置于阴道口外端。

(3)女用避孕套使用完之后,抓住大环拧几圈缓缓拉出来就行。女用避孕套由手放入阴道,它可于房事前数小时放入,也可即时使用。为避免精液倒流,请在起身前取出避孕套。取出时捏紧并旋转开口环的同时缓缓将安全套拉出。

(王江蓉)

第二节　男性包皮环切术

男性生殖器包茎、包皮过长比较普遍。包皮未环切前,包皮分泌物积聚在包皮下形成包皮垢或者包皮结石,从而引发感染,诱发局部炎症。广泛进行男性包皮环切的人群,其龟头炎和阴茎癌的发生率比未进行包皮环切的人群低几十倍。最新医学研究证明,包皮过长与艾滋病易感染有关。包皮环切术可以降低经阴道性交艾滋病感染率的 $55\%\sim76\%$ 。美国CDC 认为,包皮环切能显著降低非洲男性艾滋病感染率。

包皮环切术不是个复杂手术,手术包括:

(1)麻醉:进行阴茎根部皮下及两侧阴茎海绵体麻醉和尿道海绵体麻醉。

(2)消毒:患者平卧位,进行清洗消毒,用肥皂水和盐水清洗局部,用 1:1 000 新洁尔灭液消毒;包茎者以注射器接静脉穿刺针头将新洁尔灭液注入包皮囊内消毒。

(3)分离粘连:有包皮口狭窄及包皮与阴茎头粘连者,先用止血钳扩大包皮口,再用两把止血钳夹起背侧缘正中部位(两钳相距 0.2 cm)。用有槽探针分离粘连,直至阴茎头与包皮完全分开。再用消毒生理盐水清洁包皮囊及阴茎头。

(4)设计切口:用一把止血钳夹住包皮系带处,以提起包皮。以刀尖在包皮外板距冠状沟缘远端 0.5 cm 处划一切痕,准备作为环切切口,要防止切除过多。

(5)背侧切开:用剪刀沿探针槽剪开包皮内、外板,包皮内板也应剪至距冠状沟缘约 0.5 cm 处。沿探针槽剪开包皮和离冠状沟 0.5 cm 环切包皮。

(6)切除包皮:将包皮内、外板对齐,向外拉开夹在包皮背侧及系带处的止血钳,再复查包皮外板切痕作为环切切口是否适当。如果适当,用弯剪沿距冠状沟约 0.5 cm 的切痕处剪去右侧皮瓣,然后再剪左侧。包皮系带处的内外板可以不剪去,或者多保留一些。

(7)止血:将阴茎皮肤向上退缩,显露出血点后止血,应特别注意将阴茎背侧正中的阴茎背浅静脉结扎。

(8)缝合:用细丝线先在环形切口的背、腹、左、右处各缝合一针,结扎不要太紧,以免组织水肿时损伤皮肤。缝线不剪短,留作固定敷料用。再用每两针缝线之间缝合 1~2 针,缝针应靠近切缘穿出。

(9)包扎:将一条凡士林纱布(毛边叠在里面)环绕包皮切口处,用留长的缝线固定,然后用数层纱布包扎。

(王江蓉)

第三节 妇女用微生物杀菌剂

通过性接触传播 HIV 呈上升趋势,特别是通过异性接触成为妇女感染 HIV 的主要途径。除了安全套的使用外,妇女使用的阴道内杀微生物制剂是一个重要的手段。局部应用的杀菌剂主要由活性成分和基质组成,这些活性成分通过不同的机制发挥作用。

(1) 裂解病毒细胞膜、表壳、颗粒(液态)或蛋白组分:这类杀菌剂的研究主要为杀精子剂,壬苯醇醚-9(nonoxynol-9,N-9)是其中的代表。N-9 是一种非离子的表面活性剂,在体外对许多细菌和衣壳病毒包括 HIV 均有毒性,能抑制 HIV 传播。苯扎氯铵(benzalkonium chloride,BZK)是一种阳离子表面活性剂,通过降低细胞膜不溶相的表面张力,裂解细胞结构。BZK 通过破坏精子细胞膜,起到杀精子的作用。同时 BZK 还是一种有效的杀微生物剂,可以破坏多种病原体,包括 HIV-1、衣原体、Ⅱ型人类疱疹病毒的表壳。

(2) 阻断与感染特性相关的受体:主要有 Cyanovirin-N(CV-N)和 SAMMA。CV-N 是从蓝藻中分离的蛋白,能有效地灭活 HIV-1、HIV-2 和猴免疫缺陷病毒(SIV)。HIV 的衣壳糖蛋白 gp120 是 CV-N 的分子靶位。SAMMA 是一种从硫磺酸中提取的苯乙醇酸复合物,溶于水,无色,无味,且较稳定,能高效阻断人初始巨噬细胞和周围血多核细胞内所有 HIV 的 CCR5 和 CXCR4 分离物。该杀菌剂为硫酸盐聚合物,能够阻断 HIV 和单纯疱疹病毒(HSV)结合到衣壳糖蛋白 gp120 和 gβ-2 上。

(3) 抑制病原体在细胞内或细胞间的复制:对该类药物的研究主要是在非核苷逆转录酶抑制剂(NNRTIs)和抑制 HIV-1 病毒复制的制剂,即复制抑制剂。NNRTIs 通过结合 HIV-1 逆转录聚合酶附近的特殊位点,改变酶结构的柔性,从而干扰逆转录的过程,使病毒不能复制。

图片说明:壬苯醇醚为杀精剂,主要用于女性外用短期避孕。用法为阴道内给药。每次房事前从塑壳包装上撕下栓剂 1 枚,从下端将前、后塑片分开,向上拉,使塑片分离,取塑料指套一只,套在示指上,取出栓粒,仰卧,圆锥头部指向阴道,用带套食指将避孕栓缓慢送入阴道深部后穹隆处(深约一示指长),约 10 分钟后再进行房事。重复房事者,再次放药。一次一枚,于房事前 10 分钟放入阴道深处。

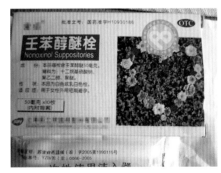

图 12-3-1 壬苯醇醚栓

(王江蓉)

第四节 防治性传播疾病

已经证实的艾滋病传播途径主要有三种:母婴传播、性接触传播和血液传播。近年来艾滋病疫情数据显示性传播已经成为目前我国艾滋病的主要传播方式。如果存在性传播疾病,感染艾滋病的风险会增大,如果性传播疾病能够控制得好,艾滋病的感染风险会相应降低。

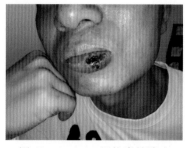

图 12-4-1 口唇梅毒性溃疡

图片说明:患者男,27 岁,诉口角旁溃疡 6 个月,伴全身散在皮疹溃疡,曾赴外院就诊多次,皮疹情况未改善。查 CD4 为 525 cells/μl,TPPA 阳性,RPR 滴度 1∶64。抗 HIV 抗体确诊试验阳性,诊断 HIV 感染合并梅毒。予以长效青霉素 240 万单位治疗,每周一次肌内注射,治疗三周后,患者口腔溃疡消失,皮疹情况明显好转。

(王江蓉)

第五节　暴露前预防

暴露前预防(Pre-Exposure Prophylaxis,PrEP)是指目前未感染 HIV,但具有感染 HIV 高危因素者,通过服用药物以预防 HIV 感染的手段。

需要进行暴露前预防的人包括:①未感染 HIV,但将与 HIV 感染者发生性行为者;②多性伴的男男性行为者或双性恋者,既往 6 个月中存在性病或发生过无保护的肛交性行为者;③未坚持使用安全套的、多性伴的异性恋者;④共享针具的静脉吸毒者。

使用药物:恩曲他滨替诺福韦,但该药物在我国尚未批准用于暴露前预防。

用法用量:每天 1 次,每次 1 片。另外男男性行为者可考虑"按需"使用,即在高危性行为前的 24 小时服用 2 片、高危性行为后的 24 小时和 48 小时各服用 1 片;如采用"按需"服用,每周用量应少于 7 片。

(陈　军)

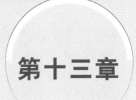

第十三章

HIV/AIDS 相关术语

　　本章旨在为有意了解和学习 HIV 及 AIDS 知识的人士,包括 HIV 携带者及其家属和朋友、医护人员、广大学生,编辑和整理一些常用的 HIV/AIDS 相关名词和术语。

　　本章所收集的 HIV/AIDS 相关术语是基于国内外 AIDS 治疗指南和已发表的关于 HIV/AIDS 的科学研究论文中常用专业词汇的提炼和汇总。术语定义和名词解释均基于国家卫生健康委员会、中国疾病预防控制中心、国家药品监督管理局、中华医学会以及美国国立卫生院、美国疾病预防控制中心、美国食品药品监督管理局所发布的信息。

　　1. 艾滋病/获得性免疫缺陷综合征(Acquired immunodeficiency syndrome,AIDS)(图 13-1)

　　获得性免疫缺陷综合征,简称 AIDS,音译为艾滋病,是一种由人免疫缺陷病毒(HIV)感染引起的传染病。HIV 感染诱导 CD4$^+$T 细胞死亡,引起人体免疫系统缺陷,从而使人体易受病原体感染并产生继发的肿瘤。HIV 感染的晚期阶段通常被称为艾滋病期。当 HIV 感染者外周血 CD4$^+$T 细胞计数<200 cells/μl 时,该感染者即被确诊患有艾滋病。

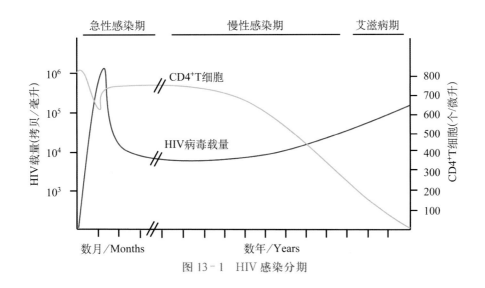

图 13-1　HIV 感染分期

2. HIV 急性感染期（Acute HIV infection）（图 13 - 1）

HIV 感染过程一般可分为三个过程，分别为急性感染期（原发性感染期）、慢性感染期（潜伏期）、艾滋病期。HIV 感染人体后，会很快进入急性感染期。在此期间，人体内的 HIV 快速繁殖，每毫升血液中的病毒载量可达数百万拷贝/毫升（copies/ml），因此传染性极强。同时 CD4$^+$T 细胞数量也会显著下降，免疫系统也开始产生抵抗艾滋病病毒的抗体。随后，外周血 CD4$^+$T 细胞的水平恢复到 500～800 cells/μl（正常值是 500～1 200 cells/μl）。在这个阶段（通常是感染 2 周后），50%～70% 的感染者会产生类似流感或者单核细胞增多症的病症，这被称作急性 HIV 感染。常见的症状包括发热、咽炎、头痛、肌肉疼痛、皮疹、体重下降等。每个病例的具体症状各有不同，这些症状在大多数病例中持续 3～4 周后自行消失。

3. HIV 慢性感染期（Chronic HIV infection）（图 13 - 1）

HIV 急性感染期至 AIDS 期之间的阶段称为 HIV 慢性感染期，又称潜伏期。在此阶段，体内 HIV 数量逐渐增加，而 CD4$^+$T 细胞数量逐渐减少，HIV 感染者通常没有任何可见症状。受多种因素影响，HIV 感染者的慢性感染期持续时间不一，短则数周，最长可达 20 年。

4. 人类免疫缺陷病毒（Human immunodeficiency virus，HIV）

人类免疫缺陷病毒，简称 HIV，是一种感染人体免疫细胞主要是 CD4$^+$T 细胞的慢病毒，属于逆转录病毒科。HIV 主要有两种类型，HIV - 1 和 HIV - 2。HIV - 2 主要分布于非洲西部，其感染的潜伏期长，且病死率低。HIV 感染人体后引起体内 CD4$^+$ T 细胞死亡，从而破坏人体免疫系统，并最终导致艾滋病。HIV 通过体液交换，包括 HIV 感染者的血液、乳汁、精液、阴道分泌物等多种体液发生交换，进行传播。传播途径主要有无保护的肛门或阴道性交、共用受 HIV 污染的针具或注射器、母婴传播。

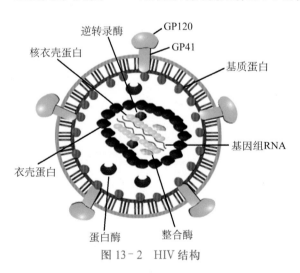

图 13 - 2 HIV 结构

5. HIV 形态结构和基因组

（1）形态结构（Morphology）（图 13 - 2）：HIV 直径约 120 纳米，形态呈球形。病毒外膜（Envelope）是来自宿主细胞的磷脂双分子层，并嵌有病毒的包膜蛋白（Envelope glycoprotein）gp120 与 gp41；gp41 是跨膜蛋白，gp120 位于表面，并与 gp41 通过非共价作用结合。包膜内含有由蛋白 p24 形成的半锥形衣壳（Capsid，CA）。衣壳内含有病毒的基因组（Genome）、病毒自身编码的各种酶类，包括逆转录酶（Reverse transcriptase，RT）、整合酶（Integrase，IN）、蛋白酶（Protease，PR），以及其他来自宿主细胞的成分。

（2）基因组（Genome）（图 13 - 3）：HIV 基因组由两条相同的正链 RNA 组成，每条 RNA 含有 9 200～9 800 个核酸碱基。两端是长末端重复序列（long terminal repeats，LTR），含有控制病毒基因表达的元件。LTR 之间的核酸序列编码下页表 13 - 1、图 13 - 3 中三类蛋白。

表 13 - 1　三类蛋白

结构蛋白	gag(group-specific antigen)：产生病毒核心蛋白如 matrix、capsid（p24）、nucleocapsid pol(polymerase)：产生酶类如逆转录酶、蛋白降解酶、核苷酸酶 H 及整合酶 env(envelope)：编码包膜蛋白如 gp41、gp120
调控蛋白	tat(transactivation)：调控基因转录 rev(regulator of virion protein expression)：调控晚期病毒粒子蛋白如 vif,vpr,vpu 的表达
辅助蛋白	nef(negative regulatory factor)：负调控因子 vif(virion infectivity factor)：病毒粒子感染因子，辅助病毒感染 vpu(viral protein U)：病毒粒子蛋白 U，主要功能为增强病毒粒子释放 vpr(viral protein R)：病毒粒子蛋白 R，高效率感染单核细胞和巨噬细胞所必需的蛋白质

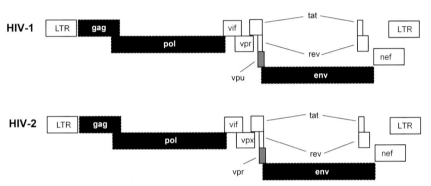

图 13 - 3　HIV 基因组结构

6. HIV 生活/复制周期(HIV life cycle)（图 13 - 4）

　　HIV 复制是一个复杂的多阶段过程，起始于 HIV 通过其胞膜蛋白识别细胞表面表达 CD4 蛋白的靶细胞，主要包括 CD4$^+$T 细胞、单核/巨噬细胞、树突状细胞。HIV 复制周期大致可以分为 7 个过程：结合/黏附→融合→逆转录→整合→复制→包装→出芽/成熟。

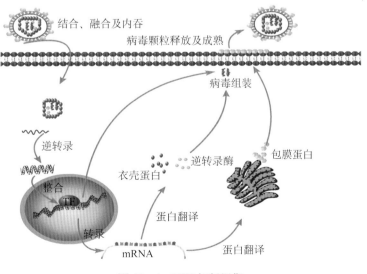

图 13 - 4　HIV 复制周期

(1) 结合/黏附（Binding/Attachment）：HIV 完成其复制周期的第一步。HIV 透过其胞膜外的 gp120 分子与 CD4 分子特异性相互作用与靶细胞结合。CD4 的结合引起 gp120 分子构象变化，从而促进 gp120 与辅助受体结合。辅助受体为靶细胞表面趋化因子受体（七次跨膜的 G 蛋白偶联受体），目前发现的主要是 CCR5 和 CXCR4。仅使用 CCR5 作为辅助受体的病毒称为 R5 病毒，通常为嗜巨噬细胞（macrophage(M)-tropic）M 病毒株；仅使用 CXCR4 作为辅助受体的病毒称为 R4 病毒，通常为嗜 T（T 细胞）病毒株；两者都使用的，则称为 X4R5。

(2) 融合（Fusion）：HIV 胞膜蛋白 gp120 与靶细胞表面的受体 CD4 和辅助受体结合后，引起 gp120 蛋白构象变化，从而暴露 HIV 的跨膜蛋白 gp41，然后 gp41 导致 HIV 胞膜与靶细胞膜融合，使 HIV 进入靶细胞内部。gp41 导致膜融合的具体机制目前尚不清楚。

(3) 逆转录（Reverse transcription）：HIV 进入靶细胞后，在细胞质内脱衣壳，然后在病毒的逆转录酶作用下以病毒的正链 RNA 为模板逆转录成互补的负链 DNA（cDNA），病毒自身的正链 RNA 经具有核酸酶 H（RNaseH）活性的病毒逆转录酶所水解，最后以负链 DNA 为模板合成双链的病毒 DNA（vDNA）。由于 HIV 逆转录过程容易出错，因此这个过程是 HIV 进行突变的重要步骤。

(4) 整合（Integration）：新合成的病毒 DNA（vDNA）被转运到细胞核中，并由病毒的整合酶（Integrase）将其整合到靶细胞的基因组 DNA 中。

(5) 复制（Replication）：整合到基因组上的病毒 DNA（前病毒）作为模板在长末端重复序列的指导下转录成病毒 RNA，其中一部分作为 mRNA 在靶细胞酶系作用下翻译出子代 HIV 病毒的衣壳或功能性蛋白，另一部分作为子代病毒的基因组 RNA。

(6) 组装（Assembly）：新合成的 HIV 子代 RNA 和结构蛋白在靶细胞膜附近装配成核心部分，由宿主细胞膜获得胞膜，形成非成熟形式的（不具有感染性的）HIV 病毒颗粒。

(7) 出芽/成熟（Budding/Maturation）：非成熟形式的 HIV 子代病毒颗粒以出芽方式从细胞内释放出来，此时 HIV 的蛋白酶活性被释放，从而对 HIV 核心蛋白进行切割，最终形成具有感染性的 HIV 病毒颗粒。

7. 高效抗逆转录病毒疗法（Highly active antiretroviral therapy，HAART）

高效抗逆转录病毒疗法，俗称鸡尾酒疗法，即联合使用数种能够阻断或抑制 HIV 入胞、复制、转录、翻译、装配等过程的药物（至少两种不同类型的抗 HIV 药物），从而达到充分抑制病毒的增殖的治疗方法。迄今为止，美国 FDA 批准的抗 HIV 药物共有 30 多种，主要分为六大类：核苷（酸）类逆转录酶抑制剂（Nucleoside/nucleotide reverse transcriptase inhibitors，NRTIs）、非核苷类逆转录酶抑制剂（Non-nucleoside reverse transcriptase inhibitors，NNRTIs）、蛋白酶抑制剂（Protease inhibitors，PIs）、融合抑制剂（Fusion inhibitors）、整合酶抑制剂（Integrase strand transfer inhibitors，INSTIs）和辅助受体抑制剂（CCR5 antagonist）。

(1) 逆转录酶抑制剂：逆转录酶抑制剂通过与 HIV 的逆转录酶结合并抑制其活性，从而通过阻断 HIV 基因组 RNA 逆转录为 cDNA 而中断 HIV 的复制周期。逆转录抑制剂主要有两类：核苷类逆转录酶抑制剂和非核苷酸类转录酶抑制剂。

(2) 融合抑制剂：融合抑制剂抑制 gp41 介导的 HIV 包膜与宿主细胞膜融合，从而阻止 HIV 进入靶细胞。

（3）蛋白酶抑制剂：蛋白酶抑制剂抑制 HIV 蛋白酶，使非成熟形式 HIV 颗粒内的核心蛋白不能裂解为成熟蛋白，从而阻止形成具有感染性的成熟 HIV 病毒颗粒。

（4）整合酶抑制剂：整合酶抑制剂抑制双链 HIV‐DNA 整合到靶细胞基因组中形成前病毒，从而中断 HIV 的复制周期。

（5）辅助受体抑制剂（图 13‐5）：CCR5 拮抗剂是目前 FDA 唯一批准的辅助受体拮抗剂。顾名思义，其通过阻断 HIV gp120 与靶细胞表面辅助受体 CCR5 结合从而阻止 HIV 形成进入靶细胞内。

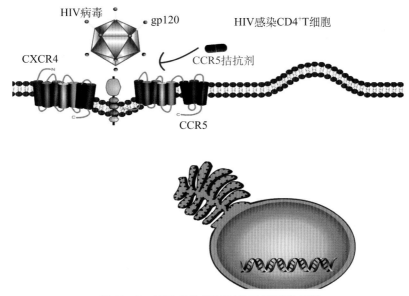

图 13‐5　辅助受体抑制剂作用机制示意图

（沈佳胤）

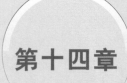

第十四章

艾滋病相关疾病影像学表现

AIDS 自从 20 世纪 80 年代开始流行以来,HIV 相关感染成为 HIV/AIDS 住院患者最常见的病因,其中呼吸系统最容易受累。

近年来 AIDS 相关疾病临床诊疗出现一些新特点:①抗病毒治疗和预防性应用抗生素的普及;②传统的病原体致病率降低,较少流行的病原体致病率增加。如肺孢子菌肺炎(PCP)病例数量减少同时伴随着巨细胞病毒及鸟分枝杆菌感染数量的增加;③AIDS 感染人群特征发生变化,妇女和儿童感染比例增加,多数由于异性接触或静脉注射毒品感染。在一线城市男男性行为者感染比例明显增加;④每个疾病的病程中有多种不同的放射学表现,AIDS 相关机会性肿瘤和感染性疾病的影像学表现多有重叠,均给影像学诊断带来较大困难。

因此,影像学诊断必须要与临床相结合,包括 HIV 获得背景、感染性或非感染性疾病史、$CD4^+T$ 细胞数量、药物治疗情况、疾病发作的严重程度、动脉血氧分析和痰菌培养等。

一、AIDS 影像学检查选择与价值

1. 影像检查选择

肺部疾病首选 CT 检查,普查和基层医院可先进行胸片检查,有问题者再行 CT 检查。胸壁、胸廓入口和纵隔显示首选 MRI,次选 CT;腹部、盆腔检查 CT、MRI 都是比较好的方法,超声可以作为腹部的初级检查,但对病变成分的显示 MRI 优于 CT,只是 CT 检查比较快,更适合于病情重的患者;肌肉骨骼病变首选 MRI 检查,其次是 CT;神经系统首选 MRI,其次 CT;血管疾病检查首先选择 CTA,或 MRA,其次为彩色多普勒超声;心脏检查首选彩色多普勒超声,其次为 MRI,最后为 CT。

2. 影像检查的价值

确认 AIDS 患者有无病变;提示诊断与鉴别诊断;指导活检或胸腹腔引流等介入治疗;监测与评估治疗疗效。

二、肺孢子菌肺炎影像学表现

肺孢子菌肺炎(PCP)是由耶氏肺孢子菌感染所致的肺炎,一直是 HIV/AIDS 患者肺部感染及死亡的主要原因之一。PCP 发生于 70%～80% 的 HIV 感染患者,大多数病例 CD4+ T 细胞计数<200 cells/μl 或 CD4+ T 百分比<14%。预防性抗生素应用及抗逆转录病毒治疗有效地降低了 CD4+ T 细胞低于 200 cells/μl 患者 PCP 的发生率,延长了严重免疫抑制人群的预期寿命。

PCP 放射学表现多样。在胸片上多数表现为双肺弥漫性的微小结节影或磨玻璃密度影,病程进展可融合成片状密度增高影及实变影,偶尔也可为正常表现。在胸部 CT 上典型的急性感染表现为双肺广泛磨玻璃影,通常呈地图样分布,其中夹杂正常肺组织,常见小叶间隔增厚(图 14-1)。磨玻璃影同时伴有囊肿或气胸都提示为 PCP(图 14-2)。急性感染吸收不良,多呈亚急性表

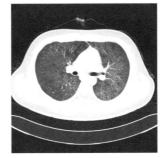 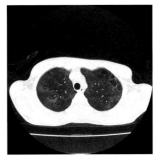

图 14-1　男,36 岁,AIDS 合并 PCP,两肺弥漫分布的磨玻璃密度影,部分小叶间隔增厚

图 14-2　男,24 岁,AIDS 合并 PCP,两肺弥漫分布的磨玻璃密度影,小叶间隔增厚,可见肺囊肿

现,表现为磨玻璃影伴部分实变影,小叶间隔明显增厚,不同程度纤维化。不典型放射学表现包括片状或棉絮状实变、肿块、多发肺部结节、胸腔积液、囊性病变及气胸。孤立性肺结节可能是由于免疫抑制患者反应性肉芽肿形成所致。

三、细菌性肺炎影像学表现

由于 AIDS 患者存在体液免疫缺陷,因此,细菌性肺炎(Bacterial pneumonia)可见于 AIDS 整个病程中,随着 CD4+ T 细胞数量降低,肺炎风险上升,尤其在静脉吸毒人群。AIDS 发作前后,化脓性细菌性肺炎在 HIV 感染人群中反复发作,因而是最常见的肺部感染。细菌性肺炎发生率是 HIV 阴性人群的 5 倍,肺炎球菌感染发生率是普通人群 10 倍,肺炎球菌败血症更是普通人群的 100 倍。预防性抗生素应用貌似减少了细菌性肺炎的感染风险,但同时增加了细菌耐药的可能,应慎重应用预防性抗生素。

肺炎的临床表现基本与 HIV 阴性人群相同,尽管临床过程基本相似,但是疾病进展快、空洞、肺渗出和脓肿形成等比普通人群更快。

多数感染的病原体都和普通人群类似,但少见病原体发生概率相对增高。肺炎链球菌和流感嗜血杆菌是最常见的细菌性病原体,肺炎支原体、军团菌、衣原体相对少见,在免疫抑制后期机会性细菌感染可见马红球菌、铜绿假单胞菌、星状诺卡氏菌等少见病原体,这些细菌常可引起空洞性肺炎并伴有纵隔淋巴结肿大。

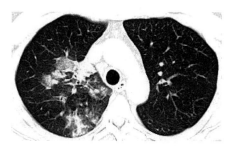

图 14 - 3　男,42 岁,AIDS 合并细菌性肺炎,右肺上叶多发斑片状渗出及实变

影像学表现：叶或者段的实变最常见(图 14 - 3),间质性渗出和多发小结节影也可见,后二者主要为支气管炎、细支气管炎和支气管扩张,高分辨 CT 可清晰地显示这些病变：①小叶中心结节,是由于呼吸细支气管和终末细支气管的堵塞(出现树芽征)所致；②较大的分支阴影,是由于亚段支气管堵塞所致；③马赛克样密度,是由于气道阻塞,特别是在呼气相,对鉴别由于实质性渗出引起的磨玻璃样改变和气道疾病有帮助；④段和亚段的支气管扩张,常伴有急性发作和慢性咳痰。当胸部病变胸片表现不典型时,与结核分枝杆菌和 PCP 等机会性感染鉴别较困难,CT 检查有帮助,可更好地显示空洞和胸膜的病变。

四、结核分枝杆菌感染影像学表现

1. 肺部感染

结核分枝杆菌(Mycobacterium tuberculosis)感染占 AIDS 肺部感染的 20％,是 HIV 感染最常见的机会性感染之一。CD4$^+$T 细胞明显减少和免疫抑制导致 HIV/AIDS 患者感染结核分枝杆菌风险显著增高。HIV 不仅加重肺结核(TB)的病理演变过程,而且使结核病的发病率增加约 30 倍。

(1) TB 的临床、病理及影像学特征与免疫抑制的程度密切相关。随着 CD4$^+$T 细胞计数降低,细胞免疫力降低,病灶处结核菌量增加,病理上由肉芽肿改变向干酪样坏死转变,CD4$^+$T 细胞、上皮样巨细胞及朗格汉斯细胞减少,病灶由局限性、修复性病变逐渐进展至广泛播散。免疫抑制早期,HIV/AIDS 合并结核与无免疫抑制患者肺结核临床、影像类似,随着免疫抑制加重,逐渐体现出多样性、不典型特点：①肺内实变和一个/多个肺门、纵隔淋巴结肿大等原发性感染改变；②病变部位、形态不典型表现增多；③血行播散、支气管播散明显增多；④空洞相对少见；⑤肺外结核发病率增高。

(2) AIDS 合并肺结核影像表现：①免疫力正常或轻度降低合并结核的患者,呈继发型结核表现,其特点为病变发生在肺上叶尖后段、下叶背段,病变以增殖为主,常伴纤维化、钙化,呈斑片状实变为主,空洞病变较为常见。②免疫力中度或重度抑制合并结核患者,其表现多呈原发结核或血播型结核为主,其发病部位不典型,主要以双肺弥漫分布,病变呈多叶段分布,多数累及肺二段或二叶以上,双肺下叶多见,少部分单发于右肺中叶、左肺上叶舌段；影像表现形式多样,以实变(图 14 - 4)、粟粒结节(图 14 - 5)、间质磨玻璃样影(图 14 - 6)为主,多种形式并存；病变绝大多数为活动性病变,稳定性病变少见,如肿块(图 14 - 7)、空洞、钙化少见。常合并纵隔、肺门淋巴结肿大,增强扫描显示多呈环形强化,胸膜腔积液和心包积液较常见。

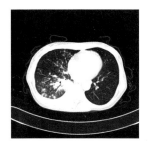

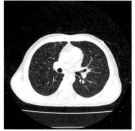

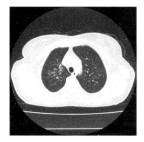

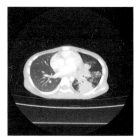

图 14-4 女,47岁,AIDS 合并肺结核实变,右肺下叶见实变影,内见支气管充气征;余肺内见多发结节、斑片样密度增高影,部分树芽征

图 14-5 男,39岁,AIDS 合并肺结核粟粒结节,双肺散在多发大小不一结节影及小斑片状模糊影,小叶间隔增厚

图 14-6 女,44岁,AIDS 合并肺结核,双肺上叶毛玻璃模糊影,其间多发散在粟粒小结节影

图 14-7 男,11岁,AIDS 合并肺结核,左肺下叶肿块,周围见多发小结节影,部分成树芽征改变

2. 淋巴结结核

AIDS 患者易发生肺外结核,其中淋巴结结核是肺外结核最常见部位。由于巨噬细胞内的结核杆菌容易丧失抗酸染性,痰检的阳性率低,且多数患者胸部 X 线检查及 CT 检查肺内无病灶,故从实验室检查和影像检查诊断困难,明确诊断应及早进行组织活检。淋巴结结核主要分布于颈部、腋窝、纵隔、腹腔干及腹主动脉周围,常累及多个部位,影像表现淋巴结肿大,如淋巴结内干酪样坏死,淋巴结平扫中心密度减低,增强扫描多有环形强化(图 14-8),易出现融合和破溃,增强可见分隔样强化,与一般脓肿鉴别困难。影像检查中,建议将 CT 平扫及增强作为常规检查项目。

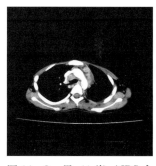

图 14-8 男,11岁,AIDS 合并淋巴结结核,左肺门及纵隔内多发肿大淋巴结,增强后环形强化

3. 结核性脑膜炎

AIDS 合并中枢神经系统感染病变中,非病毒性感染以结核、隐球菌、真菌、弓形体感染最常见。在选择影像检查方面,MRI 检查优于 CT 检查,临床在考虑结核性脑膜炎时 CT 及 MRI 检查应进行增强检查,可明显提高诊断准确性和病灶检出率。

AIDS 合并结核性脑病,发病部位无特定部位,脑实质、脑膜、脑室内、脑池均可发生,主要表现为脑膜强化(图 14-9),脑实质占位病灶,脑积水,脑梗死;脑实质内结核瘤则表现为均匀强化结节,若结核瘤内有干酪样坏死则表现为环形强化(图 14-10)。

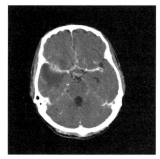

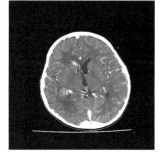

图 14-9 男,21岁,AIDS 合并结核性脑膜炎,右侧颞叶见大片稍低密度影,边缘模糊;增强后两侧大脑中动脉走行区见多发线样及结节样强化,以右侧明显,邻近右侧大脑半球脑膜较对侧强化明显,两侧大脑前动脉近段周围及左侧大脑外侧裂池周围可见线样及结节样强化

图 14-10 男,4岁,AIDS 合并结核性脑膜脑炎,右侧额、颞叶见多发低密度影,增强后见环形强化;右侧侧脑室受压

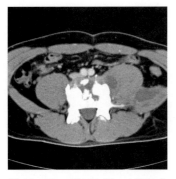

图 14-11　男，21 岁。AIDS 合并腰椎结核、椎旁脓肿。L5 椎体前缘骨质虫噬状破坏，骨质边缘增生硬化，左侧腰及左侧盆壁肌肉内见斑片状低密度影，呈液性密度影，增强边缘强化

其与非 AIDS 合并结核性脑病相似，但炎性反应较轻，如脑膜增厚相对较轻等。

4. 肌肉骨骼、腹部结核

HIV/AIDS 患者肺外结核中，肌肉、骨关节系统也是其常受累部位，腰椎受累最常见，多合并有椎旁脓肿（图 14-11），与非 AIDS 合并结核表现相似。

腹部结核包括肝（图 14-12）、脾、胰腺和肾（图 14-13）等实质脏器结核，可以粟粒样浸润，仅表现为器官肿大，或多发粟粒样病灶；可以为多发或单发结节、脓肿，表现与非 AIDS 合并结核类似。

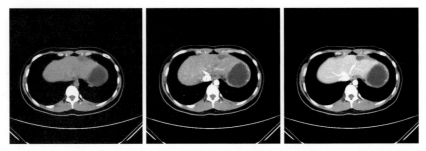

图 14-12　男性，21 岁，AIDS 合并肝结核。肝左内叶类椭圆形低密度影，边界较清，邻近肝缘凹陷，其内未见明显强化，病灶周边强化

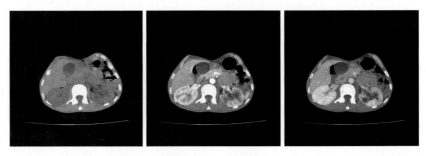

图 14-13　男，38 岁，AIDS 合并肾结核。左肾见多发无强化低密度影；左侧输尿管起始部增宽，增强后管壁见明显强化

5. 免疫重建综合征

免疫重建炎性综合征（immune reconstitution inflammatory syndrome，IRIS）多见于免疫缺陷患者，以 HIV 感染者居多，多发生于早期 HAART 后。由于 HAART 后，免疫系统过度活化，造成机体对感染性或非感染性致病原过度的炎性反应所致。在病毒载量明显下降以及 CD4$^+$T 细胞迅速增高的同时，出现原有机会性感染的再现或者是另一种机会性感染的发生。经过多年研究，将这种现象称之 IRIS，但具体病因尚未完全清楚，IRIS 最常见的病原体为结核分枝杆菌。目前 IRIS 的诊断，主要通过临床症状、影像学改变及实验室检查来综合

判断。IRIS 影像学表现为原来病变进展，可为病灶增大、积液增多、淋巴结肿大，发生新的播散病灶等(图 14 - 14)。

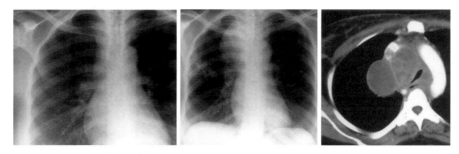

图 14 - 14 AIDS 合并 TB 抗结核及 HAART 治疗 2 个月，纵隔及右肺门淋巴结肿大。右中肺野结节状浸润病灶；CT 显示纵隔淋巴结肿大边缘环形强化

五、非结核分枝杆菌影像学表现

肺部非结核分枝杆菌(NTM)感染通常发生于 CD4$^+$ T 细胞低于 50 cells/μl 患者，通过胃肠道感染获得，常为全身感染的一部分。HIV/AIDS 合并 MAC 影像表现多样，包括间质性或腺泡渗出，肺门淋巴结肿大，偶见空洞(图 14 - 15)。与 TB 相比，NTM 更常见结节影及磨玻璃影，粟粒性病灶罕见，且不易出现胸腔积液。当 AIDS 患者发生严重免疫抑制时(CD4$^+$ T 计数<50 cells/μl)，胸部 CT 表现为单发/多发结节，倾向于 NTM 的诊断，同时合并颈部、下颌下等浅表淋巴结肿大可能对本病有提示意义；当 CD4$^+$ T 细胞计数较高或胸部 CT 表现以渗出性病变、粟粒型病变为主时，或合并胸腔积液，倾向于 TB 的诊断。血培养或骨髓抽吸分离非结核分枝杆菌可明确诊断。

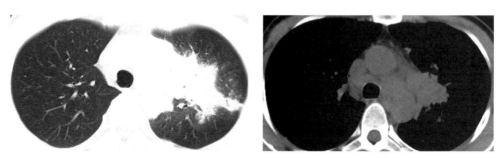

图 14 - 15 男，36 岁，AIDS 合并 NTM 肺病，左肺上叶肿块，纵隔内淋巴结肿大

六、真菌感染影像学表现

AIDS/HIV 患者可发生危及生命的侵袭性真菌感染。与 AIDS/HIV 患者其他机会性疾病相比，真菌感染并不常见。

1. 新型隐球菌

隐球菌是 HIV/AIDS 人群中最常见的真菌病原体，脑膜是最易感的部位。肺常是第

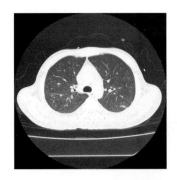

图 14 - 16　男，34 岁，AIDS 合并肺隐球菌感染，两肺上叶可见多发小结节影，周围可见晕征

一感染器官，但发病常表现为隐球菌脑膜炎。肺部感染后隐球菌可以无症状，仅 30％有临床症状，包括发热、咳嗽、呼吸困难、体重减轻等，大部分有症状的病例 CD4$^+$T 计数＜100 cells/μl。

HIV/AIDS 合并新型隐球菌最常见的影像学表现为气腔实变，可为斑片状、不规则、肿块样，也可呈叶、段分布，以多发病变为主，也可为单发，病灶周边有晕征（图 14 - 16）。其他常见的影像学表现有：局灶性/弥漫性的肺泡、间质浸润、以外周带分布为主的粟粒性结节伴邻近间质及胸膜增厚、肿大淋巴结和少量胸腔积液。

由于 HIV/AIDS 合并隐球菌感染在临床及影像上均酷似 TB，且同时合并其他机会性感染，如 TB、诺卡放线菌病、组织胞浆菌病等，对于不典型病例或抗结核治疗反应不佳的病例，应考虑通过支气管活检或经皮穿刺活检确诊。

新生隐球菌也可直接侵犯中枢神经系统，引起脑新型隐球菌感染，主要表现为隐球菌脑膜炎。HIV/AIDS 患者合并隐脑具有如下特点：常呈急性或亚急性起病，常合并隐球菌血症和其他机会性感染，病情重。

最早期的影像学表现特征之一是血管周围间隙扩张，其脑内播散主要沿血管周围间隙繁殖、播散，侵袭脑深部。其扩张的血管周围间隙可表现为小肥皂泡样的胶状假囊。新型隐球菌产生的酸性黏多糖物质可抑制白细胞的迁移以及抗原体反应，并引起 T$_1$ 弛豫时间缩短。脑膜是本病最常受累部位，影像特点为脑膜强化，延误或治疗不当可导致蛛网膜和软脑膜变厚或互相粘连，从而导致脑积水。HIV/AIDS 合并隐球菌感染在急性期主要表现为脑水肿，MRI 表现为脑实质斑点状 T$_1$WI 低信号、T$_2$WI 高信号；亚急性期表现为脑深部形成多发胶状假囊；慢性期可表现为单发/多发，类圆形/片状，等、略高或低密度灶伴周围水肿，增强扫描病变呈多发小结节环型强化（图 14 - 17）。

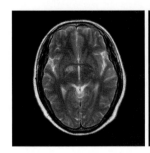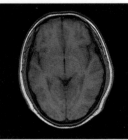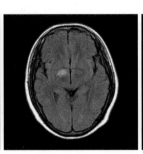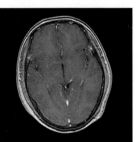

图 14 - 17　男，30 岁，AIDS 合并脑隐球菌感染。右侧基底节区见斑片状 T$_1$WI 呈底信号，T$_2$WI 呈高信号，增强后见明显点状强化

2. 马尔尼菲篮状菌（Penicillium Marneffei，PM）

PM 是一种条件致病菌，多见于我国南方及东南亚，免疫功能低下尤其当 CD4$^+$T＜200 cells/μl 为明确危险因素。在根据病灶分布不同可分为局限性或播散性马尔尼菲篮状菌

感染,HIV/AIDS 人群由于巨噬细胞吞噬能力明显减弱,PM 在病理上以增殖为主,渗出少见,常见中心坏死炎性肉芽肿,伴中性粒细胞浸润,酵母样 PM 细胞。本病发热多见,部分患者有脐凹样皮疹。

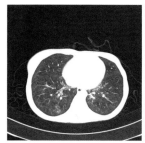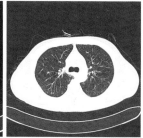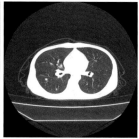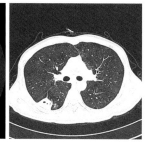

图 14-18　AIDS 合并 PM 感染的常见肺部表现(不同病例)

影像学无明显特异性,常见表现有实变、结节、粟粒性病变、胸腔积液及空洞等(图 14-18)。马尔尼菲篮状菌肺部 CT 表现与肺结核极其类似,尤其表现为双肺弥漫性分布粟粒结节时,难以与血行播散性肺结核鉴别。纵隔淋巴结肿大常见,常伴腹腔、后腹膜淋巴结肿大,如纵隔、肠系膜淋巴结肿大,则高度提示本病。经过 3～4 周有效抗真菌治疗可明显吸收消散,抗结核治疗病灶无明显吸收好转应考虑本病。

3. 曲霉菌

曲霉菌感染在 HIV 感染后期深度免疫抑制的患者中发病越来越多。主要有四种表现。①组织浸润性肺部曲菌病:最常见的放射学表现是伴或不伴有内壁肿块的厚壁空洞(图 14-19),主要是由于血管侵犯导致血管性梗塞所致。少见表现为无空洞的结节和肺实变。②坏死性气管支气管曲霉病:曲霉斑块引起气管支气管壁结节样增厚。③过敏性支气管肺曲菌病:侵犯气道远端,腔内真菌堵塞造成支气管闭塞。④PCP 或 TB 空洞内曲菌球形成。第二种、第三种表现临床症状严重,可以有双侧下叶肺膨胀不全和肺实变。

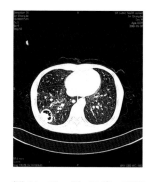

图 14-19　男,46 岁,AIDS 合并肺曲霉菌感染,右肺下叶厚壁空洞,可见内壁肿块

七、巨细胞病毒感染影像学表现

巨细胞病毒(Cytomegalovirus,CMV)在 HIV/AIDS 人群中较少见,但却是引起 AIDS 患者致病率和致死率最高的病毒病原体。多数 HIV/AIDS 人群感染 CMV 后是无症状的,宿主在病毒感染后可产生抗体,并可在体液分泌物中找到病毒,并持续数日。只有免疫功能极低时,才发生 CMV 肺炎,往往 CD4$^+$ T 细胞数量低于 50 cells/μl。

最近的研究发现 CMV 肺炎有增加流行的趋势,可能与 AIDS 患者应用类固醇激素后严重免疫抑制患者生存时间延长以及 PCP 预防性用药普及有关。CMV 肺炎很少单独存在,通常与肺外 CMV 感染或卡波西肉瘤(KS)一同存在,其他部位的 CMV 感染有助于确诊其为肺部感染致病原,且常继发于其他 HIV 相关疾病。诊断 CMV 肺炎需要发现特征性的 CMV 包涵体。

CMV 肺炎的放射学表现多样,没有特异性,临床及影像均与 PCP 难以鉴别。CT 表现为磨玻璃影、结节、实变、支气管壁增厚或支气管扩张、网格状影等间质性改变,肿块及空洞罕见。由于 CMV 通常只发生在严重免疫抑制患者中,长期预后差,因此早期诊断及治疗十分重要。

八、HIV 脑炎影像学表现

HIV 能直接侵犯神经系统,所引起的原发神经系统损害称为 HIV 脑炎(HIV encephalitis,HIVE),为 AIDS 相关神经系统疾病中的一种。本病有多种神经精神症状,主要临床特征为进行性痴呆,表现为智力减退,记忆力下降,反应迟钝,伴有运动及行为方面功能障碍。HIVE 的诊断应具备:确切的 HIV 感染证据,明确的进行性智力减退及运动障碍,检查排除其他感染或肿瘤因素,MRI 显示脑萎缩或正常表现。

MRI 检查对 HIVE 的早期发现、诊断及鉴别诊断有提示作用。病变多位于大脑白质和灰质区,基底节、脑干核团等深部灰质的病损常较重,主要影像表现为弥漫性或局灶性脑白质异常信号,多呈斑、片状的 T_1WI 低信号、T_2WI 高信号,T_2 FLAIR 高信号,边界可不清晰,无占位效应,增强后无强化(图 14 - 20)。病变部位的脑组织也可发生灶性或大片状坏死。在病变的早期,大脑形态常无明显改变,晚期可见不同程度的脑组织萎缩,脑室扩大。

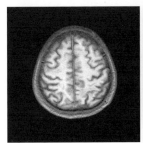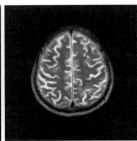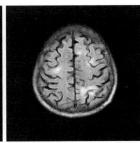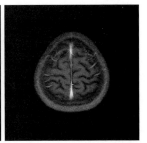

图 14 - 20　男,52 岁,AIDS 合并脑炎,双侧半卵圆中心区多发片状的 T_1WI 低信号、T_2WI 高信号、T_2FLAIR 高信号,增强后无强化

九、弓形体脑病影像学表现

弓形体脑病(Toxoplasmic encephalopathy)是由刚地弓形体原虫引起的一种脑部寄生虫病。免疫功能低下时常反复发病,多数为隐性感染。患者因为病灶部位不一,临床表现各异,可有弥散性脑病、颅内占位、脑膜炎、癫痫发作或精神异常等表现。弓形体脑病的病理特征为弓形体反复引起脑细胞变性肿胀、破坏,进而造成脑细胞损害、血管炎性栓塞、坏死灶和肉芽肿及周围炎症反应。

AIDS 合并弓形体脑病的 MRI 典型表现为颅内多发异常信号,多位于大脑半球皮髓质交界处、基底节区、小脑、脑干及侧脑室，部分可累及脑膜。病灶可呈结节状、斑片状、平扫T₁WI 表现为等低信号，T₂WI 呈不均匀高信号，周围绕以水肿带（图 14 - 21）；部分病变内见 T₁WI 斑点状高信号，T₂WI 呈低信号灶，增强后可呈明显结节状、环状或片状强化，累及脑膜者可有脑膜强化（图 14 - 22），可有占位效应及伴有脑积水。MRS 对脑弓形体脑病的诊断与治疗效果评价有一定价值。弓形体脑病 CT 特征为以大脑半球皮质髓质交界及脑室周围白质多发结节状肉芽肿及片状水肿带（图 14 - 23），可有以脑室周围为主的钙化影及脑积水等表现。

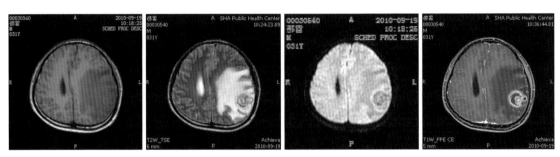

图 14 - 21　男，31 岁，AIDS 合并弓形体脑病，左侧顶叶皮髓质交界区病变，T₁WI 呈等低信号，T₂WI、DWI 呈高信号为主，周围片状水肿带，中线结构右偏，增强呈明显环形及结节状强化

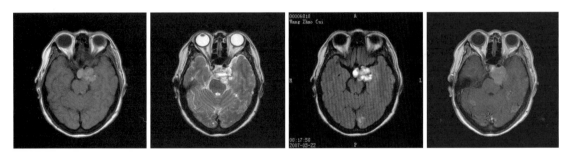

图 14 - 22　女，51 岁，AIDS 合并弓形体脑病，有猫狗密切接触史，因"间歇性针刺样头痛、左眼酸胀、视力下降、右上半躯体麻木"入院。头颅 MRI 显示颅内多发病灶，鞍上池脑膜结节状块状异常信号，T₁WI 呈等信号，T₂WI 及 FLAIR 呈高信号，增强呈结节状强化

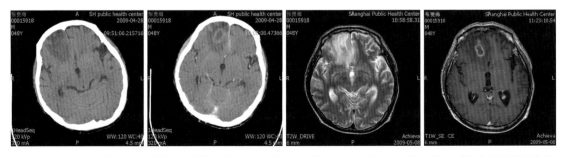

图 14 - 23　男，48 岁，AIDS 合并弓形体脑病，AIDS 患者，头颅 CT 显示颅内多发病灶，右侧额叶皮髓质交界区病灶，平扫呈结节状等低密度，增强环形强化，周围水肿带明显，MR 扫描显示 T₁WI 呈等低信号，T₂WI 呈高信号，周围片状水肿带，中线结构右偏，增强 CT 呈明显环形及结节状强化

十、神经梅毒影像学表现

神经梅毒(neurosyphilis，NS)是梅毒螺旋体(treponema pallidum，TP)侵犯神经系统所导致的疾病。近年来，神经梅毒的发病率又呈现上升趋势，同时由于 AIDS 发病率的上升，AIDS 合并神经梅毒的发病率也有所上升。HIV 会改变梅毒的自然病程，促进梅毒从潜伏期向晚期发展，增加了 NS 的发生率，而梅毒患者因生殖器黏膜部位的损伤增加了 HIV 感染的风险。

AIDS 合并神经梅毒的影像表现：由于梅毒对脑实质、脑膜、脊髓及血管的广泛损害，因此，神经梅毒的影像学表现多样，包括脑血管病变(梗死、软化灶、慢性缺血病灶)、脑炎、脑萎缩、脑膜炎及树胶肿等改变，同一患者可有一种或几种表现同时存在。怀疑神经梅毒的患者可以行 CT 或 MR 检查，但是 MR 更容易检出病灶及病灶定性，所以首选 MR 检查，必要时行 MR 增强检查。

1. 脑血管病变

脑血管病变是神经梅毒常见的影像表现。MRI 病灶表现为点状或斑片状异常信号影，T_1WI 为低信号，T_2WI 为高信号，静脉注射对比剂后病灶无强化；部分病例可以出现急性脑梗死，DWI 上为高亮信号，增强后可见絮片状或线样强化(图 14 - 24)。

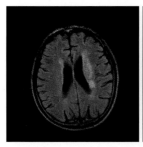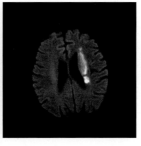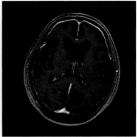

图 14 - 24　AIDS 合并神经梅毒，患者左侧放射冠区急性脑梗死；头颅 MR 检查，T_2FLAIR 可见左侧放射冠区片状异常信号，DWI 上为高亮信号；余脑内另见散在少许腔梗缺血灶，T_2FLAIR 另见两侧脑室周围少许斑片状高信号影

图 14 - 25　患者男，47 岁，AIDS 合并神经梅毒，头颅 MR 检查，T_2 FLAIR 可见两侧海马对称性高信号，考虑 NS 脑炎所致；增强后脑膜明显强化，考虑 NS 脑膜炎所致

2. 脑膜脑炎

脑炎 MRI 上主要表现为大片状脑组织肿胀，T_1WI 为可呈等、低或稍高信号，T_2WI 为高信号，T_2FLAIR 为高信号，DWI 表现为等或高信号，增强扫描病灶轻度强化或明显强化；表现为脑炎者经积极治疗后，其病灶可基本或完全吸收。当病灶累及脑膜时，可表现为脑膜的增厚强化(图 14 - 25)。

3. 树胶肿

脑实质内结节状异常信号，可单发或多发；MRI 表现为 T_1WI 低信号，T_2WI 为高信号，病灶中心的干酪样坏死在 T_1WI 上表现为低信号或等、低混杂信号，T_2WI 上表现为高信号或等、高、低混杂信号,增强化明显结节状或环状强化,周边可见脑水肿(图14-26)。

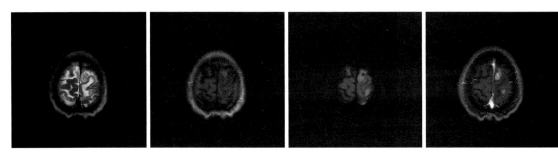

图14-26　男性,62岁,AIDS合并神经梅毒,神经梅毒患者;头颅MR检查,左侧顶叶可见两枚结节,T_1WI呈低信号,前方结节可见高信号,T_2WI为中等稍高信号,DWI为高信号,增强后明显结节状强化,周围脑实质可见脑水肿;考虑树胶肿

4. 脑萎缩

脑萎缩是神经梅毒最常见、非特异性的表现,且多数以额颞叶萎缩为主,可为对称性弥漫性脑萎缩或非对称性脑萎缩,表现为侧脑室扩大,脑沟裂增宽,脑回变窄,且海马可受累萎缩。

十一、卡波西肉瘤影像学表现

卡波西肉瘤(KS)发病机制尚不明确,可能与病毒感染、细胞因子、免疫状态、种族遗传及地理环境有关,AIDS发病率达20%~30%,在西方国家和非洲,KS是最常见AIDS相关的恶性疾病。KS可见于HIV感染任何阶段,可发生在任何部位,病变扩散迅速,可侵犯全身多种器官,主要侵犯皮肤黏膜,也可累及肺、消化道和淋巴结等内脏器官。

典型X线表现为肺门周围结节性浸润或弥漫性网状结节浸润,肺门或纵隔淋巴结肿大和胸腔积液。最常见CT是沿支气管血管周围分布的、边界不清的实质病变,常伴磨玻璃影、小叶间隔增厚、淋巴结肿大及胸腔积液;也可呈沿支气管血管束分布、呈火焰样改变的多发结节,强化明显(图14-27)。约半数患者有胸壁的疾病包括胸骨、肋骨、胸椎和表浅皮肤组织浸润,也可有消化道、淋巴

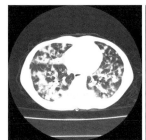
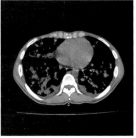

图14-27　男,38岁,AIDS合并KS,两肺可见沿支气管血管束周围分布的结节、斑片影,呈弥漫分布,伴两侧胸腔积液

结肉瘤结节。皮肤等其他部位的KS有助于确定其为肺部病变,支气管镜活检或肺穿刺有利于确诊。

十二、淋巴瘤影像学表现

在抗逆转录病毒治疗时期,AIDS患者中淋巴瘤(Lymphoma)发生率并没有下降。

1. 胸部

胸部淋巴瘤可能是全身多器官病变的一部分,或是胸部原发肿瘤。一般病情进展迅速,预后不良。典型的 AIDS 相关淋巴瘤为低分化、B 细胞、非霍奇金淋巴瘤(NHL)。NHL 是第二常见的 AIDS 相关恶性疾病,累及胸部的概率 5%～20%,通常发生于 AIDS 后期,伴 CD4$^+$T 细胞数量为 100～200 cells/μl,肺部侵犯常发生在免疫抑制进展期。

最常见的影像学表现为叶段实变、结节、网格状影及肺内肿块,通常位于肺外周,偶见空洞,孤立的肺部结节较少见,常伴胸腔积液或纵隔淋巴结肿大(图 14 - 28)。胸腔积液见于 70%以上的病例,且常常不伴有肺实质的改变。与非 AIDS 患者肺部淋巴瘤患者相比,纵隔及肺门淋巴结肿大并非主要影像学表现。

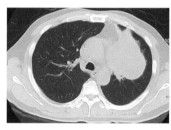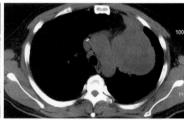

图 14 - 28　男性,45 岁,AIDS 合并肺弥漫大 B 细胞淋巴瘤,低热一月余,HIV 阳性。左上肺不规则肿块,其内密度不均匀,轻度不均匀强化

AIDS 相关 B 细胞淋巴瘤的其他少见表现包括胸腔、心包或腹腔积液。CT 可以表现为单侧或双侧胸膜渗出和胸膜增厚。

2. 神经系统

AIDS 相关颅内淋巴瘤是 AIDS 患者最常见的中枢神经系统肿瘤,其中 60%以上为原发性淋巴瘤,且几乎都是非霍奇金淋巴瘤。本病多见于 HIV 感染的晚期,好发 30 岁左右青年,临床表现与病变部位相关,常表现为头痛、头晕、恶心、呕吐、癫痫及肢体功能障碍等。

本病约半数为多发病灶,可发生于脑内的任何部位,以大脑半球深部多见,其次为小脑、胼胝体及基底节等部位,表现为不规则的团块或结节影,边界欠清晰。病灶多生长快速,易融合成巨大团块,中央可发生坏死,坏死区周围的肿瘤组织结构仍然密实。表现多变,常见征象有以下四种。

(1)囊实性病灶:CT 可见病灶中央低密度影,T_2WI 为高信号,边缘为不规则实性成分,MRI 表现为 T_1WI 等低信号,T_2WI 稍高信号,增强扫描病灶轻中度强化。

(2)多发片状病灶:平扫 CT 表现为等或稍高密度影,MRI 上常呈为 T_1WI 等信号,T_2WI 等或高信号,占位效应相对较轻,增强扫描后部分病灶强化不明显,也可见环状、线状强化(图 14 - 29)。

(3)位于胼胝体的淋巴瘤:常表现为匍匐状沿脑室壁生长,脑室壁增厚,MRI 表现为

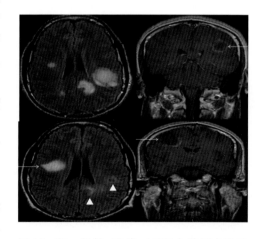

图 14 - 29　男性,27 岁,AIDS 合并颅内淋巴瘤,HIV 阳性。T_2 FLAIR 示左侧顶叶、胼胝体压部周围及右侧放射冠区多发高信号肿块,增强环形强化(弥漫大 B 细胞淋巴瘤)

T_1WI 等低信号，T_2WI 稍高信号，增强扫描病灶轻中度强化。病灶往往侵犯室管膜及邻近脑膜。

（4）脑膜炎或脑膜瘤样病灶：可见脑膜局限或广泛强化。

（施裕新　詹　艺　石秀东　宋凤祥　周　粟）

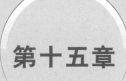
艾滋病相关机会性感染病原体图谱

一、马尔尼菲篮状菌

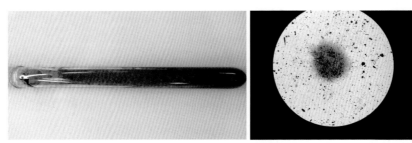

图 15-1　　　　　　　　　　　　　　图 15-2

图片说明：图 15-1 为血马尔尼菲篮状菌培养瓶报阳性。图 15-2 显示此病例为播散性马尔尼菲篮状菌感染，送检血培养双手报阳，培养物直接行乳酸酚棉蓝染色压片，镜下见丝状真菌菌团，后鉴定为马尔尼菲篮状菌。

（曹宇硕　陈智瑾）

二、新生隐球菌

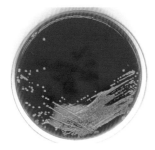　　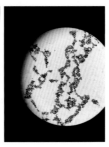　　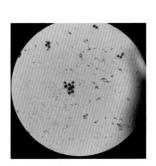

图 15-3　　　　　　　　　图 15-4　　　　　　　　图 15-5

图片说明：图 15 - 3 显示脑脊液新生隐球菌培养瓶报阳性,转种至血琼脂平板上培养 2～3 天的菌落。图 15 - 4 显示此病例为新生隐球菌感染,脑脊液培养 3 天后沙氏斜面上有菌落生长,涂片革兰染色见球形酵母样真菌,疑似新生隐球菌,后经梅里埃生化鉴定板条鉴定证实。图 15 - 5 显示隐球菌性脑膜炎血培养报阳后革兰染色镜检(油镜,革兰染色,1 000 倍)。

(曹宇硕　陈智瑾　蔡金凤)

三、肠炎沙门菌

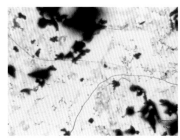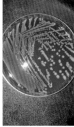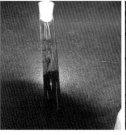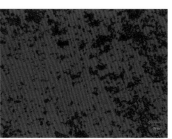

图 15 - 6　　　　　　图 15 - 7　　　　　　图 15 - 8　　　　　　图 15 - 9

图片说明：图 15 - 6 为肠炎沙门菌血培养报阳,直接涂片可见有长菌体形成,形态差异较大(革兰染色,油镜,1 000 倍)。图 15 - 7 为肠炎沙门菌菌落特征:沙门菌属为需氧或兼厌氧菌,在血平板上孵育 24 小时,可呈灰色或灰白色中等大小的圆形、湿润菌落,菌落直径 2～4 mm。图 15 - 8 为肠炎沙门菌双糖特征:双糖产 H_2S,不发酵乳糖。图 15 - 9 为肠炎沙门菌培养菌落涂片:培养后涂片菌体大小相对一致,为革兰阴性杆菌,菌体大小为 0.7～1.5 μm。不产生芽孢、无荚膜,除个别菌株(鸡沙门菌和雏沙门菌)外,一般都有周鞭毛,有动力(革兰染色,油镜,1 000 倍)。

(金　鑫)

四、分枝杆菌

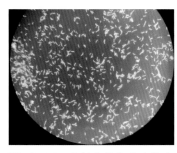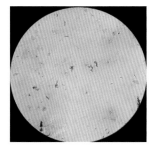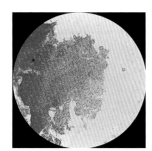

图 15 - 10　痰标本涂片荧光染色　　图 15 - 11　痰结核分枝杆　　图 15 - 12　脓肿分枝杆菌,
　　　　　　分枝杆菌(1 000 倍)　　　　　　　　菌液体培养阳　　　　　　　　纯培养后菌落
　　　　　　　　　　　　　　　　　　　　　　　性涂片,索状　　　　　　　　涂片(1 000 倍)
　　　　　　　　　　　　　　　　　　　　　　　排列(100 倍)

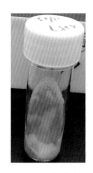 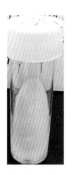 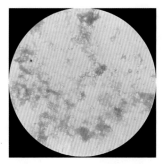

图 15-13　非结核分枝　　图 15-14　中性罗氏培养, 非结核　　图 15-15　血培养阳性涂片
　　　　　杆菌菌落　　　　　　　　分枝杆菌菌落　　　　　　　　　　　非结核分枝杆菌
　　　　　　　　　　　　　　　　　　　　　　　　　　　　　　　　　　　（1 000 倍）

五、念珠菌

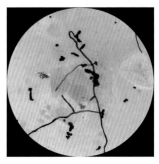 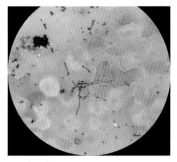

图 15-16　痰标本涂片念珠　　图 15-17　痰标本涂片念珠菌
　　　　　菌六胺银染色　　　　　　　　六胺银染色（1 000
　　　　　（1 000 倍）　　　　　　　　　倍）

六、肺孢子菌

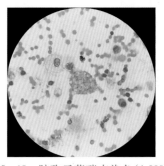

图 15-18　肺孢子菌瑞吉染色（1 000 倍）

七、奴卡菌

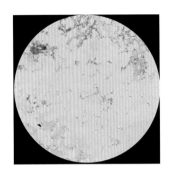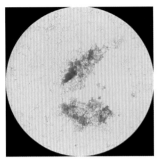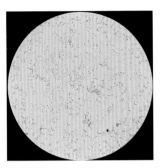

图 15-19　奴卡菌纯培养菌　图 15-20　奴卡菌抗酸染色，　图 15-21　皮疽奴卡纯培养
落涂片，弱抗酸　　　　　　部分抗酸阳性　　　　　　　菌落涂片弱抗酸
染色(1 000 倍)　　　　　　(1 000 倍)　　　　　　　　染色(1 000 倍)

八、曲霉菌

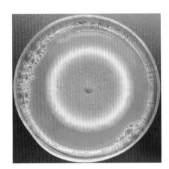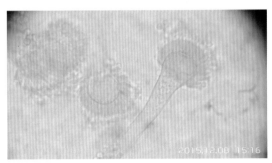

图 15-22　烟曲霉 25 ℃培养　　　图 15-23　烟曲霉菌(油镜,1 000 倍)
5 天,沙氏琼脂

（钱雪琴）

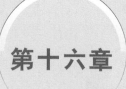

第十六章

艾滋病相关机会性感染、肿瘤病理图谱

　　本章主要为艾滋病机会性感染和相关肿瘤的组织学形态、特殊染色、免疫组化和分子病理学检测图谱，可为患者确诊提供依据，适合病理科医生和临床工作者参考。

第一节　艾滋病合并尖锐湿疣

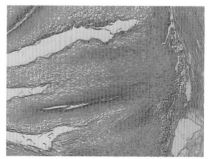

图 16-1-1　AIDS 合并肛周尖锐湿疣，棘层肥厚，乳头瘤样增生，表皮突延长，大量挖空细胞，真皮内炎细胞浸润 HE×40(男,24 岁)

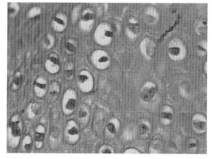

图 16-1-2　图 16-1-1 放大图，AIDS 合并肛周尖锐湿疣中挖空细胞，HE×400

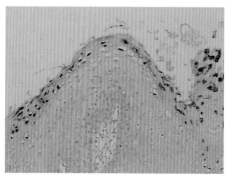

图 16-1-3　AIDS 合并尖锐湿疣广谱型 HPV 阳性表达(IHC×100)

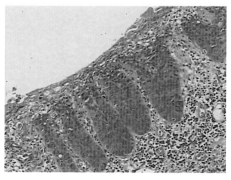

图 16-1-4　AIDS 合并肛周尖锐湿疣伴局部癌变,呈疣状癌 HE×100(男,56 岁)

第二节 艾滋病合并卡波西肉瘤

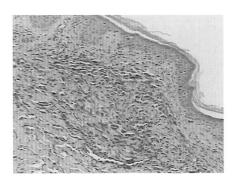

图 16-2-1 AIDS 合并右上臂皮肤 kaposi 肉瘤,真皮内由梭形细胞形成裂隙状结构、血管网和炎细胞,HE×40

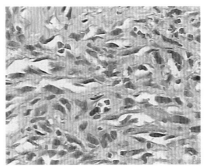

图 16-2-2 AIDS 合并右上臂皮肤 kaposi 肉瘤放大图,真皮内由梭形细胞形成的裂隙内外见红细胞,HE×400

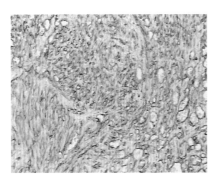

图 16-2-3 AIDS 合并皮肤 kaposi 肉瘤中梭形细胞 CD31 表达,IHC×100

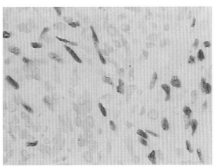

图 16-2-4 AIDS 合并右上臂皮肤 kaposi 肉瘤中梭形细胞 HHV-8 表达阳性,IHC×400

第三节 艾滋病合并隐球菌病

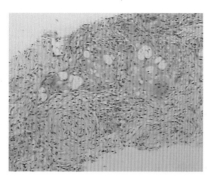

图 16-3-1 HIV 感染者肺穿刺组织中肺泡腔内纤维化，肉芽肿形成在空泡腔内可见真菌孢子，HE×100（男，35 岁）

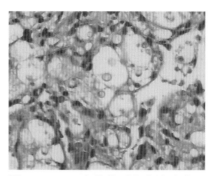

图 16-3-2 高倍镜下在空泡腔内可见淡染的圆形隐球菌孢子，HE×400

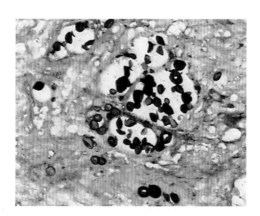

图 16-3-3 隐球菌六胺银染色，胞壁中的多糖蛋白呈黑色，胞壁较厚，PASM×400

第四节　艾滋病合并组织胞浆菌病

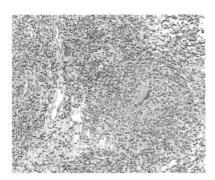

图 16-4-1　HIV 感染者口腔合并组织胞浆菌感染，炎细胞浸润，肉芽肿形成，HE×40（男，51岁，1956）

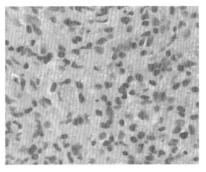

图 16-4-2　高倍镜下见胞质内灰白色真菌孢子，结构欠清晰，HE×100

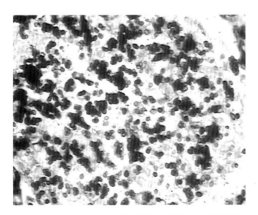

图 16-4-3　组织胞浆菌六胺银染色，胞壁呈黑色，胞壁较薄，菌体清晰可见核周空晕，PASM×100

第五节 艾滋病合并马尔尼菲篮状菌病

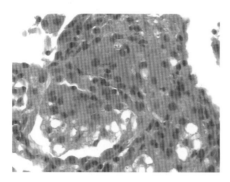

图 16-5-1 AIDS 患者肺部合并马尔尼菲篮状菌感染，穿刺组织中炎细胞浸润，肉芽肿形成，HE×100（男，57 岁）

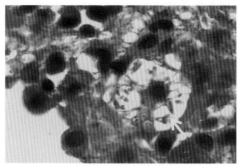

图 16-5-2 高倍镜下见组织腔隙内马尔尼菲篮状菌（箭头所示），HE×400

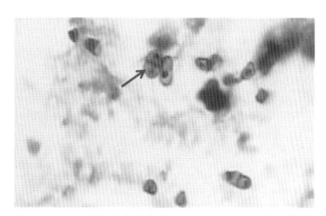

图 16-5-3 马尔尼菲篮状菌 PAS 染色呈红色，腊肠状，中间有隔将其一分为二（箭头所示），PAS×1 000

第六节 艾滋病合并肺孢子菌肺炎

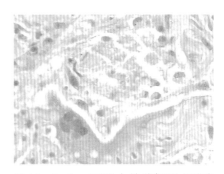 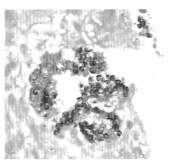

图 16-6-1 AIDS 合并肺部耶氏肺孢
子感染,肺泡腔内见炎性
渗出,HE×400

图 16-6-2 耶式肺孢子菌经六胺银染
色呈黄褐色,圆形,菌体内
可见滋养体内一小核,
PASM×400

第七节 艾滋病合并曲霉菌病

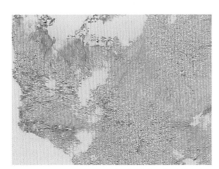 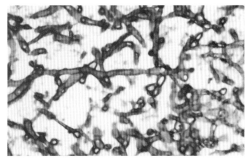

图 16-7-1 AIDS 合并肺部曲霉菌病,
肺泡周围见大量曲霉菌,
HE×100(男,34 岁)

图 16-7-2 曲霉菌 PAS 染色,菌体呈圆形,菌
丝有隔,菌丝呈 45 度角分枝,
PAS×400

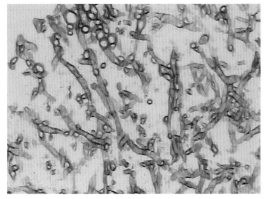

图 16-7-3 曲霉菌六胺银染色,菌体呈圆形,菌丝
有隔,菌丝呈 45 度角分枝,PASM×400

第八节　艾滋病合并白念珠菌感染

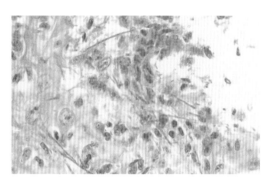 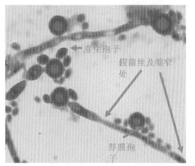

图 16-8-1　AIDS 合并胃部白念珠菌感染,可见炎细胞和假菌丝,HE×400(男,24岁)

图 16-8-2　AIDS 合并胃部白念珠菌感染,可见孢子及假菌丝,有隔无分枝及芽生孢子,HE×1 000

第九节　艾滋病合并淋巴瘤

一、艾滋病合并浆母细胞淋巴瘤

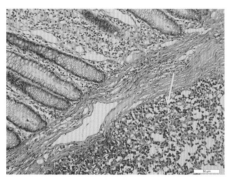 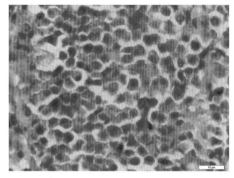

图 16-9-1　AIDS 合并结肠浆母细胞淋巴瘤(箭头所示),HE×100(男,74岁)

图 16-9-2　AIDS 合并结肠浆母细胞淋巴瘤放大图,肿瘤细胞核偏位,胞体大,HE×400(男,74岁)

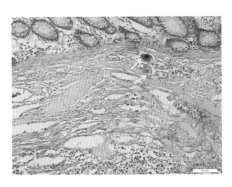

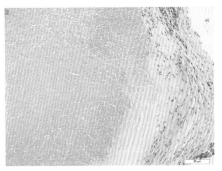

图 16-9-3 AIDS 合并结肠浆母细胞淋巴瘤,同时合并血吸虫感染,HE×100(男,74 岁)

图 16-9-4 AIDS 合并结肠浆母细胞淋巴瘤,同时合并肠系膜淋巴结结核,肉芽肿中央见干酪样坏死,HE×100(男,74 岁)

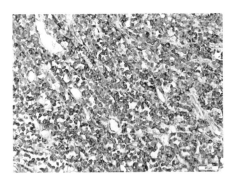

图 16-9-5 AIDS 合并结肠浆母细胞淋巴瘤,Vs38 阳性表达 IHC×100(男,74 岁)

二、艾滋病合并伯基特(Burkitt)淋巴瘤

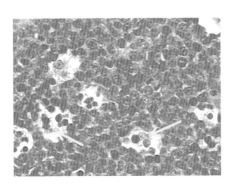

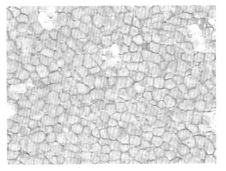

图 16-9-6 AIDS 合并左腋下淋巴结 Burkitt 淋巴瘤,瘤细胞大小均匀,叠瓦式排列,多个满天星形成,HE×400(箭头所示)(男,59 岁)

图 16-9-7 AIDS 合并左腋下淋巴结 Burkitt 淋巴瘤,瘤细胞 CD20 瘤细胞膜表达,HE×400(男,59 岁)

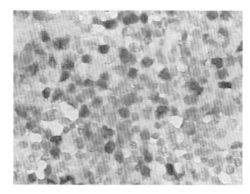 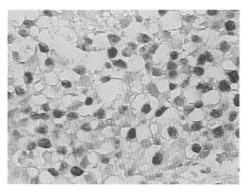

图 16-9-8　AIDS 合并左腋下淋巴结 Burkitt 淋巴瘤,瘤细胞核表达 Bcl-6,IHC×400(男,59 岁)

图 16-9-9　AIDS 合并左腋下淋巴结 Burkitt 淋巴瘤,瘤细胞表达 EBER,原位杂交×400(男,59 岁)

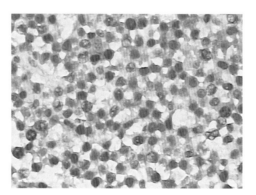

图 16-9-10　AIDS 合并左腋下淋巴结 Burkitt 淋巴瘤,瘤细胞表达 Ki67 几乎 100%,IHC×400(男,59 岁)

三、艾滋病合并弥漫大 B 细胞淋巴瘤

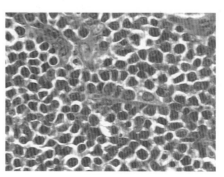

图 16-9-11　HIV 感染合并左脑额叶弥漫大 B 细胞性淋巴瘤,瘤细胞体积较大,大小不一,IHC×400(男,36 岁)

四、艾滋病合并霍奇金淋巴瘤

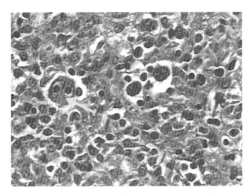

图 16-9-12　HIV 感染合并颌下经典霍奇金淋巴瘤，混合型，典型 RS 细胞（镜影细胞箭头所示），背景见嗜酸性粒细胞、淋巴细胞，HE×400（男，73 岁）

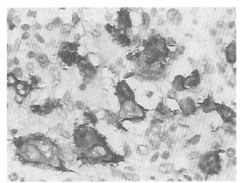

图 16-9-13　HIV-HL 中双核 RS 细胞 CD30 阳性表达，IHC×400

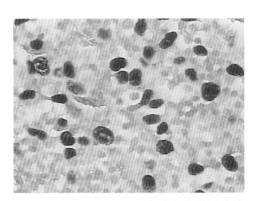

图 16-9-14　HIV-HL 中霍奇金淋巴瘤中 RS 细胞 EBER 阳性表达，ISH×400

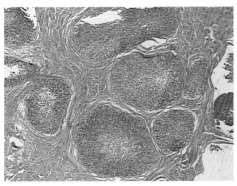

图 16-9-15　艾滋病合并子宫基底细胞样鳞状细胞癌，瘤细胞呈巢状，周围细胞栅栏状排列，HE×100（女，36 岁）

第十节　艾滋病合并其他恶性肿瘤

一、艾滋病合并子宫颈癌

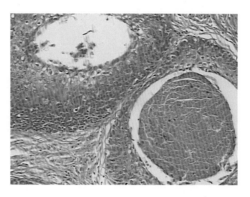

图 16-10-1　艾滋病合并子宫基底细胞样鳞状细胞癌，瘤细胞巢中央坏死，周围细胞栅栏状排列，HE×400（女，36 岁）

二、艾滋病合并阴囊佩吉特(Pagets)病

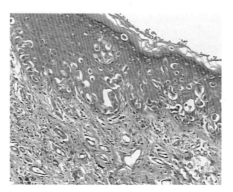

图 16-10-2　艾滋病合并阴囊 Pagets 病，又称湿疹样癌，肿瘤细胞呈簇排列在上皮基底层和棘层，佩吉特细胞大而透明，HE×100 （男，72 岁）

三、艾滋病合并肝细胞癌

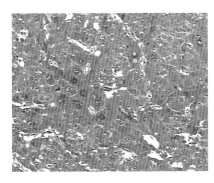

图 16-10-3 艾滋病合并肝细胞癌，瘤细胞呈多形性、低分化，HE×100（男，54 岁）

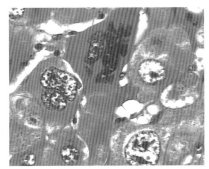

图 16-10-4 艾滋病合并肝细胞癌放大图，瘤细胞奇形怪状，HE×400（男，54 岁）

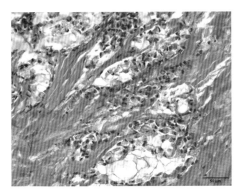

图 16-10-5 艾滋病合并肺黏液腺癌，少数细胞呈印戒状、低分化、高级别癌，HE×100（男，44 岁）

四、艾滋病合并肺癌

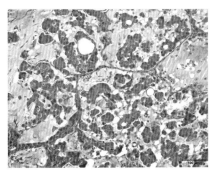

图 16-10-6 艾滋病合并肺乳头状黏液腺癌，低分化、高级别癌，HE×100（男，50 岁）

第十一节　艾滋病合并皮肤梅毒

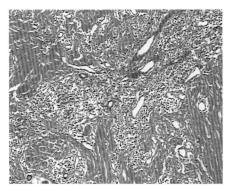

图 16-11-1　艾滋病合并皮肤梅毒,炎细
胞浸润,血管周围炎纤维组
织增生,HE×40(男,22岁)

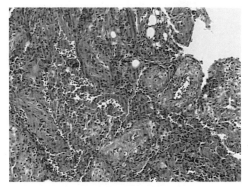

图 16-11-2　艾滋病合并皮肤梅毒,炎细胞
浸润,小动脉闭塞伴周围炎
HE×100(男,22岁)

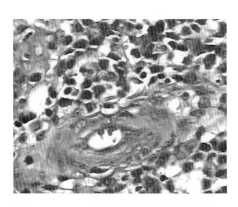

图 16-11-3　艾滋病合并皮肤梅毒,小血
管周围炎伴大量浆细胞恒
定出现,HE×400(男,22岁)

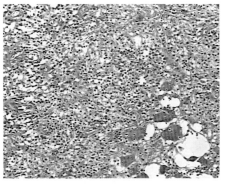

图 16-11-4　艾滋病合并皮肤三期梅毒,
树胶肿形成,上皮样细胞和
多核巨细胞聚集,HE×40
(男,22岁)

第十二节　艾滋病合并传染性软疣

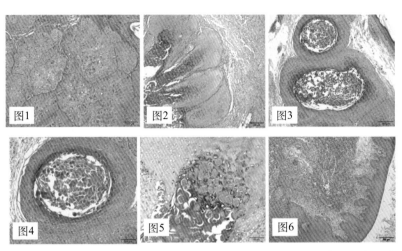

图 16-12-1　艾滋病合并肛周传染性软疣，鳞状细胞巢内见红色均一的软疣小体，HE×400（男，26岁）

第十三节　艾滋病合并分枝杆菌感染

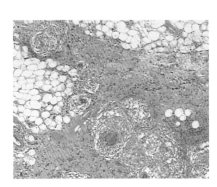

图 16-13-1　艾滋病合并肺结核，炎细胞浸润，上皮样肉芽肿形成，HE×40

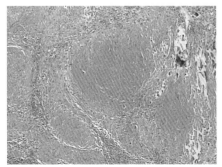

图 16-13-2　艾滋病合并肺结核，上皮样肉芽肿中央见干酪样坏死，HE×40

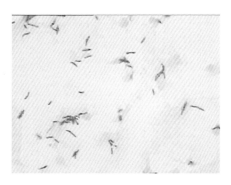

图 16－13－3　艾滋病合并肺结核，抗酸染色查见大量结核分枝杆菌，Ziehl-Neelsen×1 000

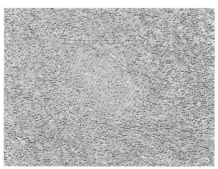

图 16－13－4　艾滋病右手部非结核分枝杆菌感染，镜下见大量炎细胞浸润，非坏死性肉芽肿形成，HE×100（男，50 岁）

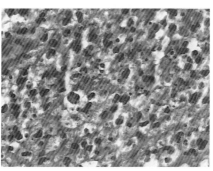

图 16－13－5　艾滋病右手部非结核分枝杆菌感染，镜下见炎性坏死，HE×400（男，50 岁）

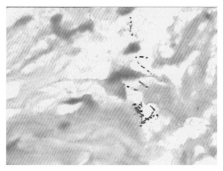

图 16－13－6　艾滋病右手部非结核分枝杆菌感染，抗酸染色见 NTM 菌体内有异染颗粒，Ziehl-Neelsen×1 000（男，50 岁）

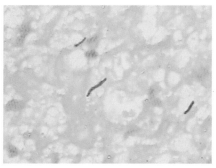

图 16－13－7　艾滋病右手部非结核分枝杆菌感染，抗酸染色见 NTM 菌体内有异染颗粒，Ziehl-Neelsen×1 000（男，50 岁）

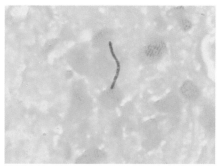

图 16－13－8　艾滋病右手部非结核分枝杆菌感染，抗酸染色见一较大的 NTM 菌体，似寄生虫样，Ziehl-Neelsen×1 000（男，50 岁）

第十四节　艾滋病合并肾病

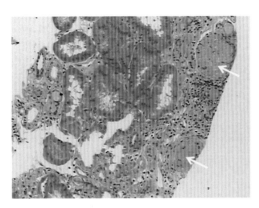

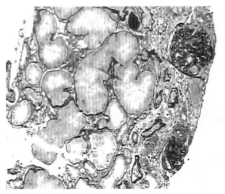

图 16-14-1　艾滋病合并 IgA 肾病，肾间质淋巴细胞浸润，两个肾小球纤维化（箭头所示），HE×100（男，64 岁）

图 16-14-2　艾滋病合并 IgA 肾病，PAS 染色，肾小管呈红粉色，两个肾小球系膜区呈黑色，表明有 IgA 免疫沉积物，PAS＋PASM＋Masson 染色×100（男，64 岁）

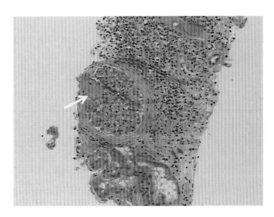

图 16-14-3　艾滋病合并 IgA 肾病，见一肾小球周围纤维化，肾小球囊内新月体形成，HE×100（男，64 岁）

第十五节　艾滋病合并中枢神经系统疾病

一、艾滋病合并胶质母细胞瘤

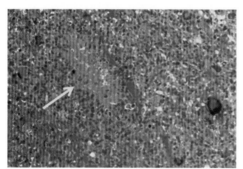

图 16-15-1　艾滋病合并左脑顶叶和脑室内多形性胶质母细胞瘤，WHO Ⅳ级，可见肿瘤围绕坏死灶呈假栅栏状排列，瘤细胞密集 HE×100（男，43 岁）

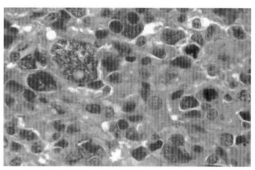

图 16-15-2　艾滋病合并左脑顶叶和脑室内多形性胶质母细胞瘤，可见怪异的瘤巨细胞，核分裂象易见，HE×400

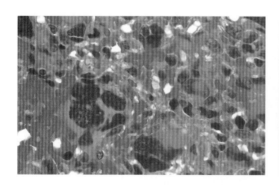

图 16-15-3　艾滋病合并左脑顶叶和脑室内多形性胶质母细胞瘤，镜下见多核瘤巨细胞，HE×400

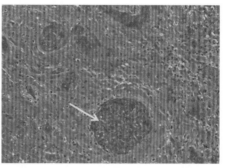

图 16-15-4　艾滋病合并左脑顶叶和脑室内多形性胶质母细胞瘤，可见毛细血管呈花蕾样增生，HE×100

二、艾滋病合并弓形体脑病

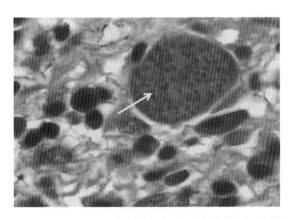

图 16-15-5　艾滋病合并脑部弓形体感染，虫体（缓
殖体）位于包囊内，囊外见纤维性包膜虫
体在有包膜的真包涵体内，HE×1 000

（冯艳玲）